Mœurs médicales de l'Inde

et leurs rapports avec

la Médecine européenne

PAR

LE DOCTEUR PARAMANANDA-MARIADASSOU

MÉDECIN AIDE-MAJOR DE 1re CLASSE DES TROUPES COLONIALES,
ANCIEN CHARGÉ DU SERVICE DE SANTÉ DES ÉTABLISSEMENTS
DE CHANDERNAGOR ET DE KARIKAL (INDE FRANÇAISE)

" Le médecin doit être une sorte d'apôtre laïque."

MATIGNON (Bordeaux)

" La coutume locale doit être considérée d'abord; c'est la règle de chaque contrée qui doit être appliquée"

NIRAMIRAH (Inde)

M. P., PONDICHÉRY

1906

MŒURS MÉDICALES DE L'INDE

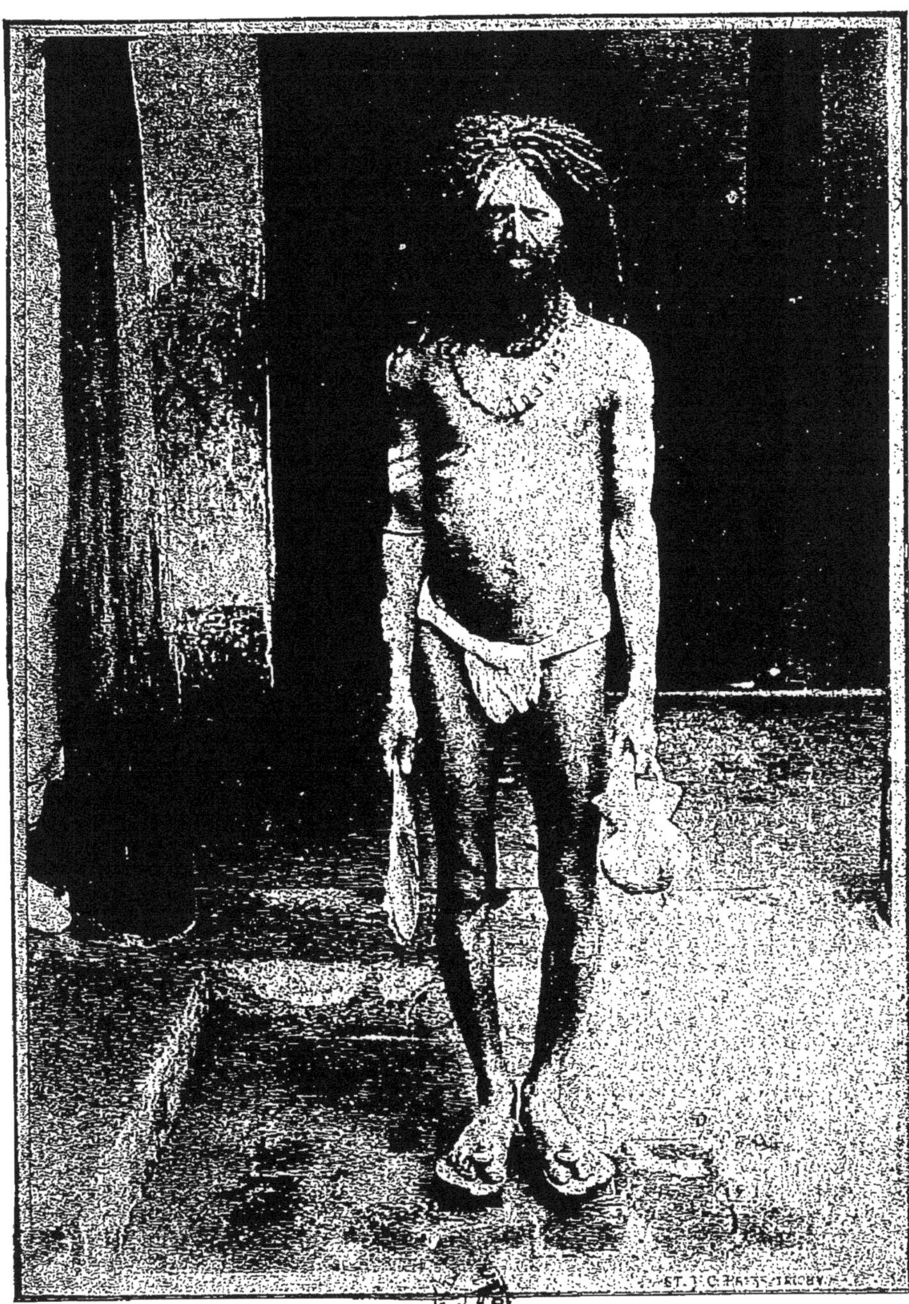

Un fakir indien.

Mœurs médicales de l'Inde

et leurs rapports avec

la Médecine européenne

PAR

Le Docteur PARAMANANDA-MARIADASSOU

MÉDECIN AIDE-MAJOR DE 1re CLASSE DES TROUPES COLONIALES,
ANCIEN CHARGÉ DU SERVICE DE SANTÉ DES ÉTABLISSEMENTS
DE CHANDERNAGOR ET DE KARIKAL (INDE FRANÇAISE)

"Le médecin doit être une sorte d'apôtre laïque."
MATIGNON (Bordeaux)

" La coutume locale doit être considérée d'abord; c'est la règle de chaque contrée qui doit être appliquée"
NIRAMIRAH (Inde)

M. P., PONDICHÉRY

1906

A MA MÈRE

et

A MES FRÈRES

pour tous leurs sacrifices

PRÉFACE

Réunissant en un recueil quelques-unes des conférences médicales que nous avons faites à l'hôpital colonial de Karikal, de 1900 à 1903, nous n'avons point eu la prétention de faire une œuvre originale en son genre, encore moins de faire un traité d'Hygiène ou de Pathologie exotique. Ce sont là de simples entretiens techniques que nous avons eus avec des Officiers de Santé. Ils nous étaient, du reste, imposés par le règlement intérieur du Service de Santé dans l'Inde.

Ce travail lui-même n'est qu'une compilation succincte des ouvrages des divers savants et voyageurs qui ont soulevé pour l'Europe un coin du voile de cette Inde mystérieuse. L'abbé Dubois, le Président Esquer, les Docteurs Godineau et Huillet ont été nos principaux guides. Nous nous sommes particulièment inspiré de l'excellent traité de ce dernier, intitulé : Hygiène des Blancs, des Mixtes et des Indiens à Pondichéry. Nous lui devons d'abord l'idée de cetre étude, et ensuite, nous le reconnaissons comme le premier hygiéniste de notre colonie de l'Inde.

Le botaniste Achart, auteur de “ quinze cents plantes dans “ l'Inde ” nous a initié aux richesses du règne végétal de ce pays, tandis que le Vaïttiasiguitchasanguiragame, traduit du sanscrit en tamoul par le pandit Candassamymodéliar, a été la source de nos renseignements sur la médecine indigène.

En nous décidant nous-même à mettre au jour cet ouvrage, nous tenons à déclarer que loin de nous a été la pensée de vouloir moraliser ou réformer les mœurs existantes. Si de loin en loin, on rencontre quelques réflexions, quelques conjectures, qu'on ne se méprenne point sur notre intention qui a été uniquement de formuler un vade-mecum à l'usage des Officiers de Santé des Aldées. Ces pionniers de la civilisation française dans ces parages assument, en effet, une tâche aride autant qu'ingrate. Détachés, dès le début de leur carrière dans des postes éloignés du Chef-lieu et n'ayant souvent d'autres guides que leurs auteurs classiques, ils parcourront peut-être, sinon avec intérêt, du moins avec fruit, ces pages que nous leur destinons.

Aussi, comme ils forment nombre sur le territoire de Pondichéry et de Karikal, verront-ils que ce sont les mœurs de ces deux

Établissements qui prennent la plus grande place dans cette étude. En en écartant toutes les généralités propres à tous les pays, à tous les climats, nous nous sommes efforcé de n'y relever que ce qui pouvait de près ou de loin intéresser la profession médicale, sans aucun parti-pris de race ni de religion.

Il y a assurément bien des points qui nous ont échappé, ou que notre courte expérience dans la carrière ne nous a point permis d'éclaircir. Nous n'avons fait que glaner dans le vaste champ de l'observation, tout en tenant grand compte de ce que nous avons vu, entendu ou lu. Heureux si nous avons pu poser sur le chemin de la civilisation française dans l'Inde, des jalons indicateurs pour des confrères qui nous succèderont dans cette colonie !

Pour le moment, notre but serait atteint et notre ambition satisfaite, si nous pouvions faire comprendre : 1o à tous nos concitoyens que la médecine européenne est parfaitement applicable dans l'Inde, que la latitude d'un pays ne peut être un obstacle à une science raisonnée telle que la médecine européenne ; 2o. à nos collègues, qu'il y a de bons adjuvants dans les mœurs de l'Inde dont il faut savoir tirer parti, et qu'il faut avant tout ménager toutes les susceptibilités, qui, pour être bizarres, n'en sont pas moins ombrageuses.

Le 27 Novembre 1905.

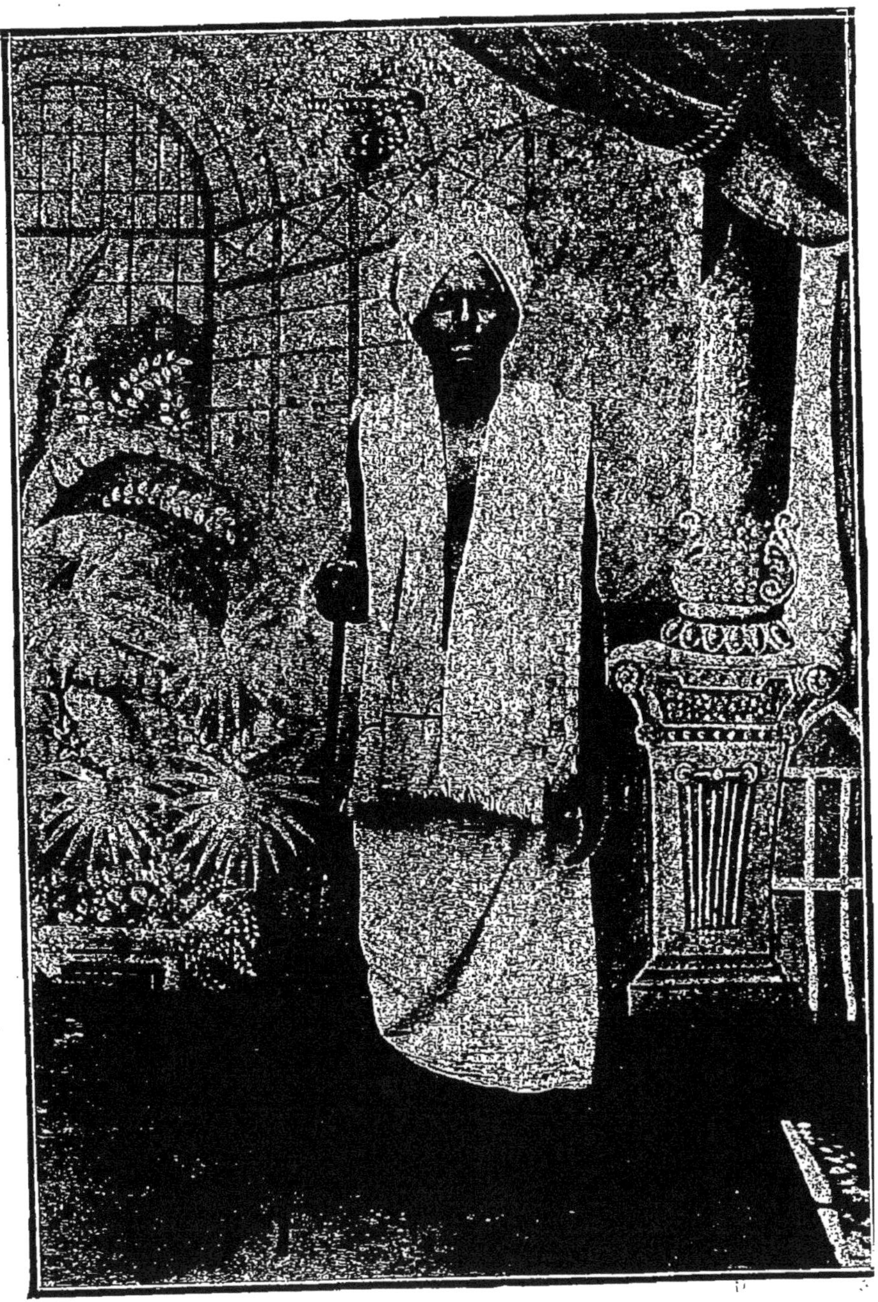

Un indien dans son costume national.

LES MŒURS MÉDICALES DE L'INDE

et

leur rapport avec la médecine européenne

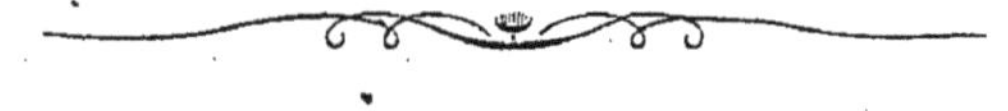

PREMIÈRE PARTIE.

o

CHAPITRE I.

Introduction—Objet de l'Etude—Division.

Le rôle du médecin européen dans l'Inde est un des plus délicats et des plus arides. De même que l'apôtre de la Foi, à chaque pas, il se heurte à des préjugés sociaux qui, parfois, sont en contradiction flagrante avec les principes qu'il a acquis ; les us et coutumes lui élèvent, à chaque pas, des barrières insurmontables, et la médecine empirique lui oppose ses simples et ses cures incontestables dans certaines maladies. Sitôt qu'on parle de la science européenne, l'Indien, esclave inconscient du *mamoul*, * veut bien admettre que cette dernière ait son bon côté. Mais, dit-il, croyez-vous que cette science issue des besoins des pays tempérés de l'Europe soit applicable dans cette zône tropicale ?

Cet outrageant scepticisme n'est point un préjugé répandu dans la classe ignorante de la population ; celle-ci ne se fait aucun scrupule d'avoir recours à un guérisseur dont les oraisons sont fascinantes, dont les honoraires sont peu élevés, sinon nuls, (il y a partout de braves gens) et dont les orviétans coûtent bien moins cher que nos produits pharmaceutiques ; et si, enfin, le malade ne guérit pas, le *Karmame* * interviendra, justifiera l'insuccès, et nul ne songera à incriminer l'incompétence de ce prétendu médecin.

Ce n'est donc point dans ce milieu qu'on se fait fort de dénigrer la science européenne. C'est plutôt dans cette autre classe de la population urbaine qui a reçu une légère teinte de civilisation, une instruction sommaire, une notion vague de bon sens et de raisonnement, qu'un pareil point d'interrogation rencontre le plus d'adhérents. Ils ne peuvent s'empêcher de reconnaître les bienfaits de la médecine

---

* Les mots surmontés d'un astérisque sont reproduits dans le lexique qui se trouve à la fin de cet ouvrage.

européenne. Mais, soit par manque de jugement ou par méchanceté, soit encore par un amour-propre national peu louable, ils y font une coupable restriction, et nous jettent à la face qu'il y a des maladies qui échappent à la médecine européenne, et que cette dernière ne peut être entièrement appliquée dans l'Inde. C'est là, il est facile de le comprendre, une manière de demander au médecin européen une place à côté de lui pour un médecin empirique, quand, par hasard, on fait au premier l'honneur de l'appeler auprès d'un malade. Comme le caractérise si bien M. Albert de Pouvourville, « ce sont là des « mal conscients, des incomplets, en réalité des mineurs, vis-à-vis « de qui le devoir d'un médecin serait de remplir les fonctions de « conseil judiciaire, ou même d'user des droits de la puissance fra« ternelle. »

Loin de nous la pensée de nier que chaque pays a ses maladies et sa pathologie spéciale, qui, malheureusement n'est dans l'Inde que trop souvent négligée. Mais professer l'inefficacité de la thérapeutique européenne sous une autre latitude que celle de l'Europe, nous le considérons comme une hérésie coupable, odieuse. Le tout consiste à appliquer telle ou telle méthode avec discernement.

Rien ne sert à un médecin d'étaler son érudition, quelque savante qu'elle soit, si elle va à l'encontre des mœurs d'une nation chez qui il fait cet étalage. Rien ne sert d'user de la supériorité que lui donne la loi sur les médecins empiriques pour condamner leurs pratiques et prendre leur place dans les familles. Il faut savoir observer.

En entrant donc dans une famille indienne, il faut se demander quelle est sa situation dans l'échelle sociale, ou plutôt quelle est sa caste, quel est son degré d'éducation morale, quel est son genre de vie. En cela, le médecin indigène qui n'a pour tout talent médical que celui de se conformer aux usages de chaque famille nous donne un exemple utile à suivre. Car, ce n'est un secret pour personne que, dans l'Inde, est médecin qui veut. On se fait médecin quand les autres métiers n'ont pas porté bonheur ; on se fait médecin, parce que le père a été médecin ; on se fait médecin, parce qu'on a pu avoir en main quelques *chouvadys* * qui ont fait fureur dans le temps; enfin, on se fait médecin, parce qu'il n'y en a pas dans le village, et l'on pratique la médecine concurremment à d'autres métiers. Ainsi il n'est pas rare de voir dans les villages, un instituteur faisant fonctions de médecin, un barbier celles de chirurgien, sa femme celles d'accoucheuse, et un potier celle de rebouteur. Nous ne parlons pas, bien entendu, de ces gens soi-disant charitables, de ces philantropes plus ou moins bien intentionnés, si bien définis par le Dr J. Noir: « S'il en est beaucoup de naïfs parmi eux, il en est d'autres qui, en « empiétant dans le domaine de la médecine, veulent se créer une

« influence morale et se faire une petite réclame politique ou personnelle. » Nous ajouterons, seulement, que, dans ce pays où la caste, iniquité féconde en industrie et en pensée, a été primitivement une institution utile et nécessaire pour assigner à chaque individu son emploi et sa profession, celle des *Vaydias*, (1) issus, suivant le législateur, de l'union d'un *Vayssia* avec une femme appartenant à la classe sacerdotale n'est pas la seule qui fournit aujourd'hui des médecins ; réciproquement, tous les descendants des *Cobirazes* (2) et des *Valleines*, (3) sont loin d'embrasser la carrière de leurs ancêtres. L'apprentissage, alors, se fait, non dans les écoles, mais sur le corps de ses semblables, et l'expérience s'acquiert au détriment de la vie de son prochain : « Qui a enterré mille malades n'est qu'un demi-savant, » dit un sinistre adage populaire.

Un tel médecin donc de l'Inde, que Manou, s'il revenait sur la terre n'hésiterait pas à classer dans la tribu la plus abjecte, n'a d'autre mérite que celui de respecter les us et coutumes. Chez une femme de caste, il ne pourra même pas tenir dans sa main la main de la malade. Il prendra la précaution de la recouvrir d'un foulard en soie ou autres tissus, pour ne point la souiller par le contact immédiat de son épiderme, et ne pourra tâter le pouls qu'à travers cette nouvelle membrane. Mieux encore, chez une musulmane, il ne lui tâtera le pouls qu'en passant la main derrière un rideau épais, et traitera la malade sans en avoir jamais vu le facies.

Les médecins des nababs de l'Inde se livraient jadis à un singulier genre de sport. Ils ne pouvaient, d'après les usages et les rites des palais, pénétrer dans le harem du monarque, mais ils n'en devaient pas moins établir journellement la clinique des femmes malades aimées du roi. On attachait alors sur le poignet de la royale malade un mince fil de soie qui sortait de dessous le rideau traditionnel du Zénana. Le médecin placé à l'extrémité libre du fil comptait le nombre des pulsations de l'artère radiale par les ondulations du fil qu'il tenait dans ses mains, et, à l'aide de ce curieux sphygmomètre, il était obligé de diagnostiquer la maladie, d'en prophétiser l'issue et d'instituer un traitement.

Quelque fabuleux que paraisse le procédé, ce qu'il y a à retenir, c'est que, dans ce pays, le facies qui joue un si grand rôle dans le diagnostic des maladies, reste très souvent voilé de par la religion, pour le médecin traitant.

Qu'il nous soit permis de rapporter ici une aventure qui nous est arrivée à nous-même dans une famille musulmane. C'était chez

---

(1) Caste des médecins dans le Sud de l'Inde.
(2) Caste des médecins dans le Bengale.
(3) Caste des médecins sur la côte Malabare.

K. . . . . . . marécar, à la Grande Aldée (Karikal). Sa sœur était malade de suites de couches. « Depuis son accouchement qui a eu « lieu, il y a trois mois, elle a tous les soirs la fièvre, et tous les « médecins du village, consultés l'un après l'autre, y ont perdu « leur science. » Ce fut tout le renseignement que nous pûmes recueillir du messager qui vint à notre recherche. Nous nous rendîmes donc auprès de la malade. A défaut du mari qui était absent, le frère de la malade qui n'était pas plus au courant de l'état de sa sœur que le messager lui-même, nous introduisit dans le gynécée. Ce corps de logis dont la toiture était basse était à peine éclairé par un dernier rayon du soleil couchant. Derrière un rideau blanc en toile épaisse, rideau qui attestait par écrit qu'on ne l'avait pas lavé depuis fort longtemps, une lampe fumeuse laissait apercevoir de nombreuses silhouettes de femmes de toutes tailles ; drapées d'immenses pagnes jadis blancs, elles gesticulaient en faisant tinter les anneaux de leurs bras en une furieuse cacophonie ; elles allaient, venaient, déplaçaient les meubles, se répétaient à l'oreille les consignes convenues pour sauvegarder les vertus de la malade qu'un médecin allait aborder. La présence d'un étranger dans ce harem, malheur inconnu dans la famille depuis la plus haute antiquité, était, en effet, la cause de tant d'agitations. On aurait presque élevé des barricades et, amazone de circonstance, chacune se serait sans doute armée d'un yatagang, si le temps leur en eût été laissé. Enfin, après une longue demi-heure de patience, nous vîmes une main frêle, couverte de bracelets, s'avancer sous le rideau. C'était celle de la malade qu'on avait avancée jusqu'à nous, ou plutôt, jusqu'au rideau. Il fallait, avant tout interrogatoire, commencer par tâter le pouls. Telle est la première épreuve à laquelle tout médecin est soumis dans une famille indienne. Heureux celui qui peut s'en tirer à son avantage, en baragouinant quelques termes sonores, non sans y ajouter quelques mots cabalistiques pour frapper davantage l'imagination de l'entourage. Molière aurait tout simplement dit : « Ossa« bandus nequeis naquer, potarinum quipsa milus ! — Voilà justement ce qui fait que votre fille est muette. »

Notre embarras fut grand dans une telle conjecture. Néanmoins, nous commençâmes notre interrogatoire, et n'ayant pu encore obtenir tous les renseignements que nous désirions, nous demandâmes à voir la partie du corps où la malade souffrait le plus, audace que seul notre titre de médecin-chef de l'Établissement pouvait justifier. Alors, sous ce même fatal rideau, nous vîmes apparaître quelque chose qui avait beaucoup de ressemblance avec une tumeur. La peau était tendue, luisante et chaude. A la pression, on y trouvait une légère fluctuation. La tumeur était volumineuse, et, nous ne pûmes arriver à la délimiter, puisqu'on ne nous en laissait voir que tout juste une petite partie. Notre embarras ne fit que s'accroître devant cette nouvelle épreuve à laquelle on nous soumettait. Enhardi par le péril où allait sombrer à jamais notre réputation, (la famille jouissait d'une grande influence dans le village, tant par sa fortune que par sa noblesse), et poussé peut-être aussi par Allah dont nous entendions prononcer le nom avec componction à côté de la malade, nous dîmes sans savoir au juste ce que nous voulions dire: "Etendez, Madame" .... audaces fortuna juvat. La malade étendit une jambe, et nous nous rendîmes compte que la tumeur siégeait au genou, et que c'était une volumineuse hydarthrose. Ce premier triomphe fut suivi de plusieurs autres. Peu à peu, le rideau se leva, et nous parvînmes ainsi à palper le ventre, à examiner le facies, en un mot à compléter notre examen.

Comme on le voit, le tout est donc de savoir user de ménagements, respecter les mœurs, et ne pas effaroucher les scrupules. L'Inde a été de tout temps une proie facile pour les envahisseurs, mais à la condition qu'on ne portât point atteinte aux privilèges et aux coutumes que des générations entières se transmettent depuis plus de trois mille ans, et qui ont souvent reçu la consécration de la religion.

Grande est la considération dont jouit dans ce pays quiconque, à tort ou à raison, s'intitule médecin : il est érigé à la hauteur d'un dieu, ainsi le veut le *Sastra* (1). * Or, que de services n'est-il pas appelé à rendre à ce pays, le médecin qui, par son tact et son ingéniosité, saura acquérir la confiance de la population et qui, sans troubler cet accord harmonieux qui règne entre les choses, saura concilier les us et coutumes indiens, souvent (en apparence, du moins) dénués de bon sens, avec la logique de la science médicale européenne, et saura, au besoin, rappeler à ses clients, ces sages conseils hygiéniques qu'on trouve dans les Sastras de l'Inde attribués au dix-huit *Sittars* * de l'ère mythologique.

C'est une opinion passée presque au rang d'axiome, que l'Inde enveloppée dans son linceul de préjugés restera toujours fermée à toute innovation, à tout progrès. Cependant, nous ne craignons pas d'avouer, que si la population de cette région est restée encore réfractaire à notre thérapeutique, la faute en est, en grande partie, à ceux qui ont voulu la lui imposer par force, sans tenir aucun compte du milieu où ils vivaient. Ce n'est pas dans l'espace d'un jour que nous arriverons à suppléer nos idées aux siennes, à lui inculquer nos principes et à en faire l'adepte de notre science. On ne transpose pas impunément les vérités d'une place à une autre, et la coercition n'a jamais été un moyen de conviction.

---

(1) Lois de Manou, liv. 10 Sloca 11.

L'Indien, quelque soit son rang, est obligé de faire de grands sacrifices à la caste et à la religion qui sont les éternels fléaux de sa patrie. L'hygiène privée comprend une série de pratiques auxquelles il se conforme par respect de la tradition. Quant à l'hygiène publique, elle n'est qu'un étrange mélange d'observations exactes et de croyances superstitieuses qui constitue le *mamoul.*

Si donc le médecin européen ne veut point s'exposer à de tristes déboires qui ne font que enhardir les injustes détracteurs de la médecine européenne, il doit concilier sa science avec le mamoul, respecter les us et coutumes du milieu dans lequel il doit répandre les bienfaits de sa lumière.

Pour résoudre donc ce problème de Sociologie médicale que nous venons de poser, nous prendrons l'enfant dans le sein de la mère, et le suivrons dans la carrière de la vie, et, chemin faisant, nous passerons en revue les différents préjugés dignes de nous arrêter, et y creuserons le moule qui doit s'adapter à la médecine européenne.

Dans la 2e Partie de cette étude, nous aborderons la pathologie du pays ; nous en étudierons quelques-unes des maladies les plus communes où le ministère d'un médecin européen est rarement requis.

———— o ————

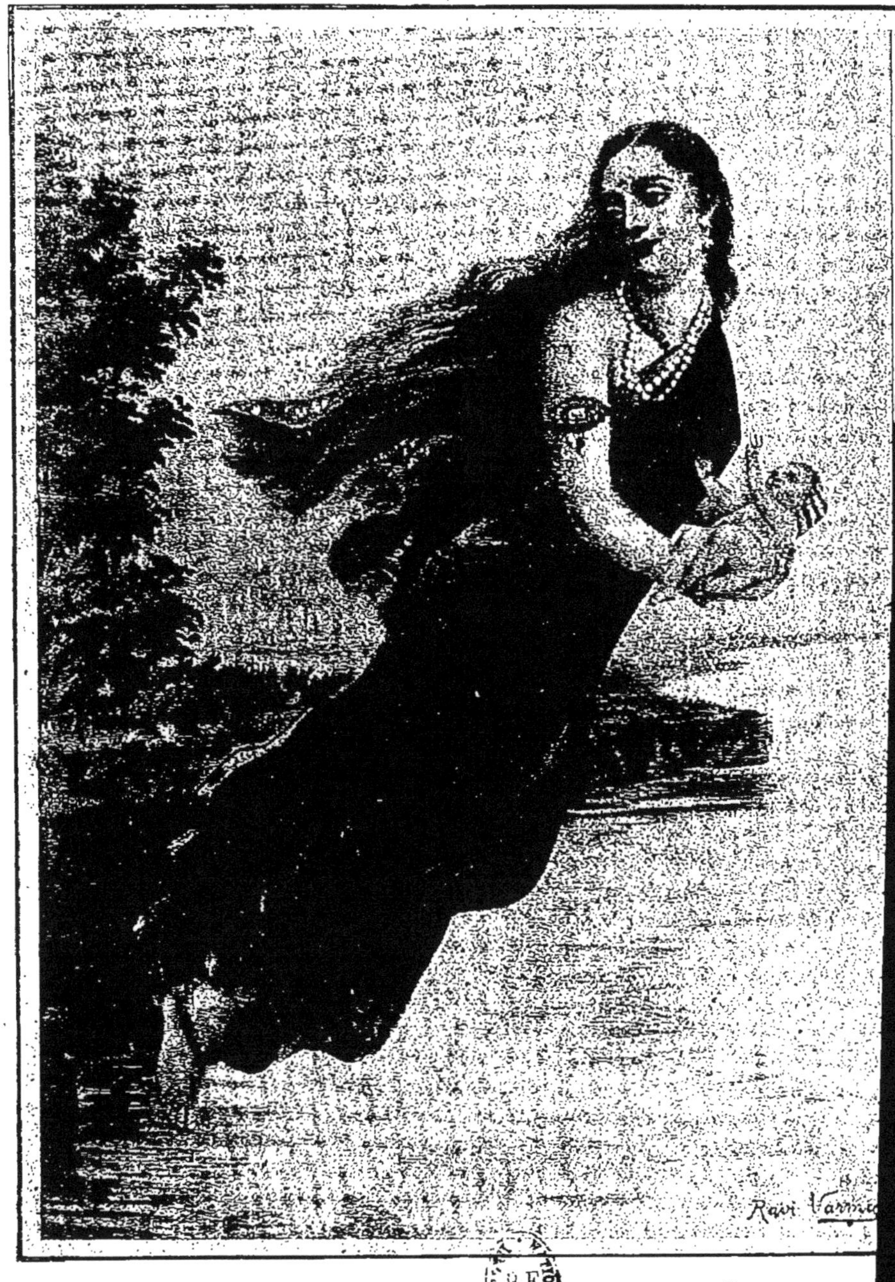

Type de femme bengalie.

CHAPITRE II.

Grossesse

La femme indienne a le droit de concevoir à certaines époques seulement de l'année, c'est là un précepte hygiénique qui a son bon côté. Il est sage, en effet, d'éviter tout accouchement et, à fortiori, le premier, au mois de Sittré * (Avril-Mai), époque correspondante aux canicules, dont la chaleur a la réputation de faire fondre le granit. Aussi, le législateur indien a-t-il voulu que les femmes, la première année de leur mariage, passent le mois d'Ady * chez leur père, loin de leur époux.

C'est dans le même but hygiénique que l'Ayulvêda, * ouvrage sanscrit attribué aux princes de la médecine indienne de l'antiquité, interdit toute relation charnelle dans la journée, comme on le voit par le passage suivant :

" Une jeune fille, belle comme Rhadi, (Vénus indienne) " et d'une tendre adolescence s'offrirait-elle d'elle-même, que nous " ne cohabiterons pas avec elle pendant la journée. "

Manou * lui-même, après l'avoir prohibée sous peine de maladie, dans les veillées religieuses telles que Hégadassi, * Tiriodassi, * les jours de nouvelle lune et de pleine lune, les jours de bain, aussitôt après un repas copieux et à la suite d'une grande fatigue corporelle, enseigne dans son Smiroudi * que l'heure propice pour la conception est la nuit, après quatre heures de sommeil, et la saison favorable, le printemps.

On compte en général dans l'Inde dix mois pour la marche d'une grossesse. Ce n'est point là une ignorance naïve dans la matière comme on le croit généralement. Le calendrier grégorien qui a cours à cette époque, la découverte de Galilée qui a renversé les systèmes anciens, sont des inventions trop récentes pour qu'on puisse reprocher aux Hindous de s'être basés sur l'évolution de la lune, ce rêve des amoureux, pour compter les jours de l'année dans cette circonstance. On suit également dans l'Inde, les deux calendriers, l'année lunaire pour toutes les fêtes (la grossesse en est une), et l'année solaire ou sidérale pour les affaires civiles. La physiologie humaine apprend qu'une grossesse normale dure 275 jours environ. Les Indiens n'ont pas autrement conçu cette durée, et l'ont limitée à 275 jours ou dix mois lunaires.

Mais là où l'Hippocrate indien laisse percer sa confusion, c'est dans l'étude de la transformation de l'ovule fécondé en fœtus. Il n'en reconnaît les mouvements actifs que vers le septième mois, et plus tard encore, au 8e, sa nutrition par le placenta. Aussi, est-ce à partir de cette époque où l'on est sensé acquérir les signes de certitude de la grossesse, que datent les différentes cérémonies auxquelles sont soumises les femmes enceintes. Car, toutes ces cérémonies, quelles qu'elles soient, Punsavana, Simanthanayana, etc., ne sont faites que pour publier le futur avènement d'un enfant que seule la notoriété publique doit légitimer, à défaut d'Etat-Civil. Cette dernière institution, quoique existant dans l'Inde depuis 1842, n'a été rendue obligatoire dans nos possessions françaises que par les arrêtés des 10 Juin et 18 Novembre 1854.

D'autres pratiques ont aussi cours dans les familles indiennes pendant la période de la gestation d'une femme : celles-ci sont plutôt hygiéniques, et consistent en laxatifs répétés, toniques, reconstituants, tous élixirs enfin capables de donner au fœtus le sexe que l'on veut. Sans essayer de combattre ici cette vaine prétention des médecins empiriques, reconnaissons seulement qu'en général, les médicaments prescrits dans la circonstance sont aussi inoffensifs les uns que les autres. Ainsi on ne peut jamais convaincre les mères de famille de l'inutilité de l'emploi du bézoard *(Korossanay)* dans le cours d'une grossesse. Il est curieux de voir avec quelle scrupuleuse exactitude, le 5e ou le 7e mois au plus tard, on se lève le matin de bonne heure, pour faire prendre à jeun à la femme enceinte une dose (très légère, du reste) de bézoard délayé dans du lait frais, et cela, pendant cinq jours sans interruption. L'innocuité de ce médicament permet au médecin d'assister à son ingestion, en spectateur résigné. Car, une femme qui aurait des couches difficiles, et n'aurait pas, sur les conseils de son médecin, avalé une certaine quantité de bézoard le 5e ou le 7e mois de sa grossesse, ne lui pardonnera pas de ne l'avoir pas laissée prendre, selon le *mamoul*, un peu de ce médicament eutocyque, à l'époque voulue. Le bézoard jouit, en effet, dans ce pays de la réputation non seulement de prévenir toutes sortes de maladies de la peau chez l'enfant, mais encore de tonifier les fibres musculaires de l'utérus.

Un précepte hygiénique que l'on oublie le plus souvent à cette période de la grossesse, c'est la toilette des mamelles. Une fausse honte ou l'ignorance empêche les maris et les femmes elles-mêmes, de veiller au bon entretien de cet organe indispensable pour la vi de l'être à venir. Il est vrai que dans l'Inde, les abcès du sein son attribués uniquement au choc du crâne de l'enfant contre le sein d la mère. Un semblable traumatisme passe même pour tarir la sécr' tion lactée. Mais une telle théorie admise par les pathologistes eu mêmes du pays n'empêche pas les complications quelquefois f' cheuses à cet endroit. Qu'on apprenne donc à la future mère à imp ser au mamelon cette sorte d'éducation qui doit le préparer d'avan à la succion de l'enfant. Nous disons à la future mère, et non au mari, parce que c'est là une manœuvre qui doit être entreprise dans les derniers mois de la grossesse, et que, à cette époque déjà, la femme a renoncé, en général, à toute reddition conjugale.

Ce n'est pas qu'à la manière des femmes décrites par Stoltz, elle ait " horreur de son mari " ; mais le législateur indien a prescrit à la femme la cessation de sa cohabitation dans la maison du mari, à partir du 7e mois (calcul indien bien entendu), surtout quand il s'agit d'une première grossesse. Nous savons qu'à cette époque déjà, on a acquis des signes de certitude de la grossesse. Les battements du cœur et les mouvements actifs du fœtus en ont déjà confirmé le diagnostic, répandu la joie dans la famille et assuré un héritier aux parents. La preuve de cette allégresse est fournie par cette fête qui se célèbre dans la famille, avant que la future mère ne soit amenée dans le foyer paternel, où il est d'usage qu'elle fasse ses premières couches. Eh bien ! c'est aussi le moment de préserver la vie de cet être nouveau. L'irritabilité propre à l'utérus à l'état de vacuité est très augmentée pendant la grossesse. " Aussi, dit M. Tarnier, dans " cet état, une irritation quelconque du col, tampon vaginal, dou- " ches vaginales, corps étrangers introduits dans la cavité cervicale, " coït même, suffit-elle quelquefois pour mettre en jeu les contrac- " tions utérines, et même produire l'expulsion prématurée du pro- " duit de la conception ". Nous pouvons, par conséquent, dire avec Lacombe (1) aux épouses indiennes qui considèrent leur fécondité utérine comme une bénédiction du ciel, et dont le plus grand malheur sur la terre serait de rester sans enfants :

" Epouse, je vous dois un conseil salutaire.
" Quand vous avez conçu, n'allez pas à Cythère.
" La nacelle à Vénus sur les flots amoureux.
" Peut souvent rencontrer des écueils dangereux,
" D'ailleurs l'Ile où les Ris, les Jeux dansent sans cesse.
" Est un séjour funeste à l'état de grossesse.
" Des folâtres amours l'aveugle emportement.
" Dans le cours des neuf mois produit l'avortement ".

Aussi, le législateur indien a-t-il sagement prescrit le déplacement de la jeune femme du toit conjugal, à une époque si exposée. Les médecins eux-mêmes ont peu souvent l'occasion de prescrire dans les familles indiennes à ce qu'on épargne à une femme enceinte de trop vives émotions. On en a si grand souci, qu'on voudrait même empêcher le ciel de tonner, de peur que ce bruit soudain n'impressionnât trop vivement la femme enceinte. Dès que l'orage s'annonce, dès que les nuages s'amoncellent dans le firmament,

(1) La Luciniade p. 128.

celle-ci est gardée dans l'endroit le plus reculé du logis, pour que, rien que cette sécurité qu'on lui garantit lui donne le courage de braver le bruit du tonnerre.

On lui évite également la vue de tout spectacle disgracieux, de ces images grotesques qu'on promène dans les rues les jours de fête, de ces idoles monstrueuses qui peuplent le panthéon bramanique, sous prétexte que ces *bouds* peuvent lui faire du mal.

Mais on se garde d'interdire aux femmes enceintes de satisfaire toutes leurs envies alimentaires, quelque antihygiéniques qu'elles soient, de peur que cela ne donne plus tard, à l'enfant qu'elles portent dans leur sein, une otorrhée purulente, le moindre des maux qu'on attribue à une envie non satisfaite. Les nœvi (matchame) et les verrues (marouvou) sont reportés à la même origine par les auteurs indiens.

La pathologie de la grossesse n'a rien de spécial pour le pays. Nous nous bornerons à rapporter seulement quelques recettes usitées communément dans les familles, recettes que la thérapeutique obstétricale indienne ne renie point.

I.—Contre les douleurs spontanées des premiers mois de la grossesse:

Turkolum * } à à
Fleur de nénuphar * } P. E.
Ecraser - ajouter
Lait de vache — Q. S. pour pâte épaisse.

Us. int. — Un bol gros comme une noix d'areck.

II. — Contre les douleurs spontanées des derniers mois :

Ecorce de figuier de pagode * } à à
Ecorce de terminalia alata * } P. E.
Ecraser - ajouter
Lait de vache — Q. S.

Même usage et dose que précédemment.

Ou

Fleur de bassie * } à a
Sucre blanc } P. E.
Ecraser - ajouter
Lait de vache — Q. S.

Même usage et dose que précédemment.

III.—Contre l'hémorrhagie utérine pendant la grossesse :

Sommités de mollugo mudicaulis * } à à
Nellique * calcinée } P. E.
Pulvériser ensemble - ajouter
Lait de vache — Q. S.

Même usage et dose que précédemment.

Régime sans tamarin.

IV — Contre la soif occasionnée par cette hémorrhagie.

Décoction de :

Sommités fleuries de figuier du pays. *		à à P. E.
Do.	banian *	
Do.	manguier *	
Do.	figuier de pagode	
Eau —	Q. S. pour un litre.	

Ou :

Tibia de cheval porphyrisé — une pincée.
Lait — Q. S. pour pâte épaisse.

Us. int. — Poids d'une noix d'areck délayée dans du lait à prendre pendant 3 jours.

Régime sans sel ni tamarin pendant 6 jours.

V. — Contre la cystite des derniers mois de la grossesse :

Feuilles vertes d'asteracantha longifolia * — Une pincée cuite dans
Eau — Q. S.

Us. int.

Ou :

Infusion de feuilles de baselle. *

Ou :

Décoction d'Hemidesmus. *

Ou :

Décoction de pétales secs de roses.

VI. — Contre la lithiase rénale pendant la grossesse :

Graines de grenade *	à à
Lait de vache	Q. S.

Us. int. — Un bol gros comme une noix d'areck par jour.

VII. — Contre les vomissements incoercibles :

Plume de paon calcinée en infusion.

VIII. — Contre la fièvre pendant la grossesse :

Racine de pavonia zeylanica *	à à P. E.
Do. odorata *	
Sommités d'asclepias acida *	
Do. de rois des amers *	
Gingembre * sec	
Poivre long *	

Ecraser — faire une décoction dans
Eau — Q. S. pour un litre
Us. int.

CHAPITRE III.

Accouchement—Pathologie puerpérale.

Nous avons vu de quelle tendre sollicitude une femme enceinte était l'objet de la part de ses parents dans ce pays. Entourée donc de tant de précautions, au milieu des poudjahs quotidiens, voici la grossesse arrivée à terme.

Le travail commence. C'est la position accroupie qu'on fait prendre à la parturiente. Une corde suspendue au toit sert de point d'appui, et la femme en travail n'en a que plus de facilité pour aider de ses propres efforts les contractions physiologiques de l'utérus. Il n'y a point de quoi s'élever contre cette attitude qui rappelle la période arboricole ou celle de la pierre taillée. Quand le moment de l'expulsion approche, la position accroupie de la femme devient malgré elle, tant sont douloureuses ces dernières contractions qu'on a si bien caractérisées en les appelant « douleurs concassantes », une position à demi couchée sur le dos.

La facilité avec laquelle les Hindoues accouchent est proverbiale. Elle est due autant aux exercices corporels qu'elles prennent pendant la gestation qu'au petit volume du fœtus. Le nouveau-né, en effet, dans l'Inde ne pèse pas, en général, plus de 2 à 2 kg. 500 grammes.

Cette facilité dont la Providence se rendant, sans doute, compte de l'imperfection de l'art obstétrical indien a doté les femmes de c pays n'est pas sans présenter des inconvénients dans les mœurs e vigueur. Ainsi, pour éviter un accouchement dans un jour néfast ou dans un endroit peu propice, on essaie d'entraver le travail com mencé ; et les ouvrages de médecine indienne en indiquent le moye qu'on ne peut que qualifier de barbare, puisqu'ils enseignen qu'il faut mettre un bloc de granit sur la tête de la parturiente pou mettre fin à ses douleurs.

Le diagnostic de la vie du fœtus, se fait en frottant une épaiss couche de beurre sur le bas-ventre de la mère. La fusion rapide d ce corps gras est interprêtée en faveur d'un fœtus vivant. Ce procéd puéril auquel le médecin indien est obligé d'avoir recours, faute d pouvoir appliquer ses oreilles sur les flancs de la mère pour com ter les battements du cœur fœtal (la pudeur féminine en serait offe sée), expose l'accoucheur à des erreurs grossières. Car, un corps gra appliqué sur l'abdomen d'une femme en travail peut se fondre ra pidement sans que l'activité d'un fœtus vivant y contribue en aucun façon : la température locale en ce moment est assez élevée pou produire ce phénomène physique.

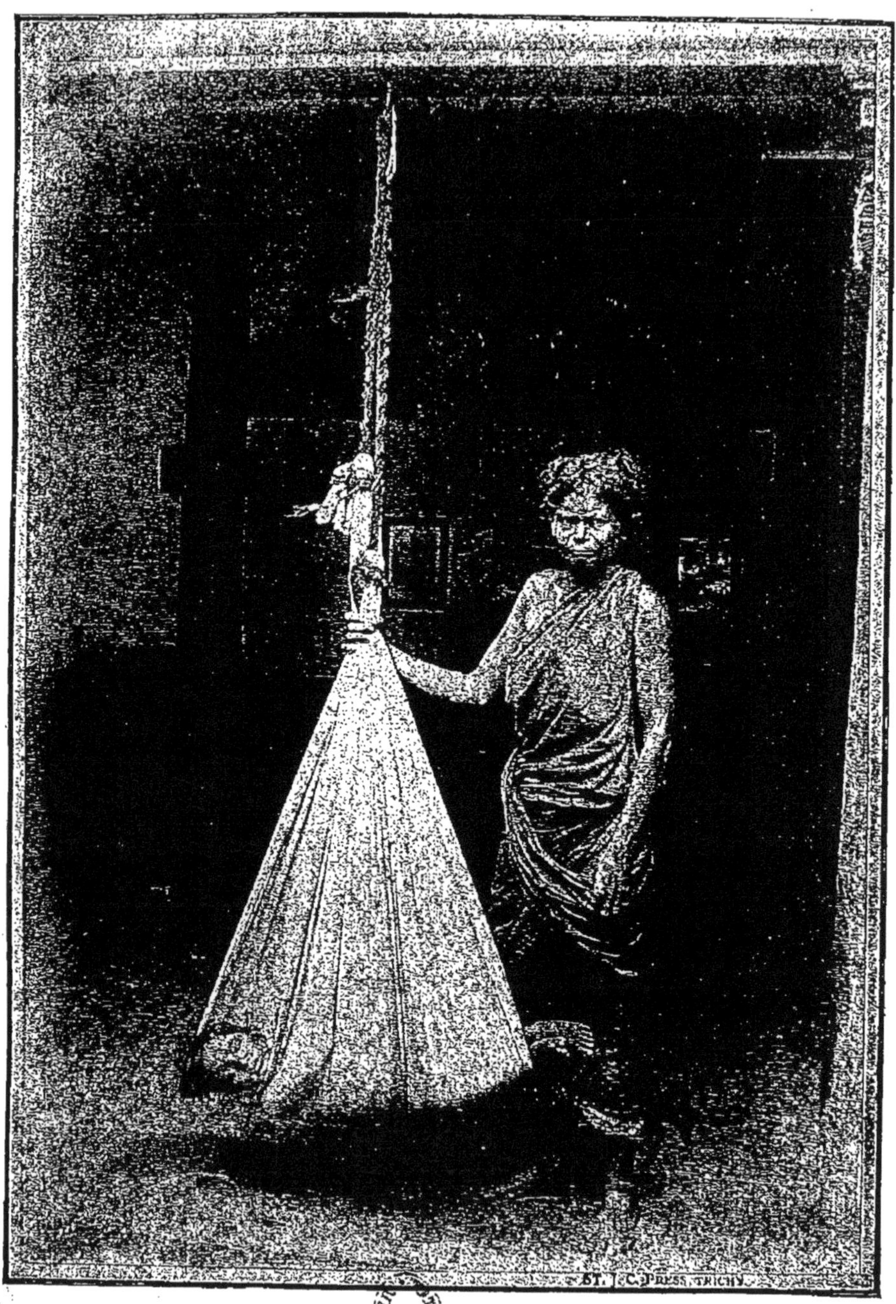

Berceau indien.

L'expulsion d'un fœtus mort dans le sein de la mère est obtenue par un des moyens thérapeutiques suivants :

I. — { Gmelina asiatica * Une pincée.
{ Eau. . . . . Q. S.
Broyer — Us. int.

II. — { Racine de monetia barlérioïdes * } à à
{ Sel de roche } P. E.
{ Vinaigre. . . . . Q. S. pour pâte épaisse.
Broyer. Us. int.

III. — { Racine d'achit * } à à.
{ — do. — d'Hoya viridifolia * } P. E.
{ Eau. . . . . Q. S. pour pâte épaisse.
Us. ext. — Application sur le bas-ventre.

IV. — { Assa fœtida } à à
{ Sel de cuisine } P. E.
{ Vinaigre — Q. S. pour pâte épaisse.
Us. int.

V. — { Jus de sommités de basilic * : 125 gm.
{ Huile de Sésame * . . : 60 gm.
Us. int.

Dans un accouchement normal, les médicaments eutocyques employés dans les familles indiennes sont aussi nombreux qu'il y a de femmes réunies au chevet de la parturiente. Un des plus inoffensifs est une dose de fleur de safran dans une feuille de bétel noir.

La dystocie est combattue par des moyens plus compliqués dont voici quelques formules courantes.

I. — { Crâne de chien prophyrisé — Une pincée.
{ Huile de ricin. . . . . — Q. S. pour pâte épaisse.
Us. int. et ext.

II. — { Indigofera aspalathoïdes * — Une pincée.
{ Lait de femme. . . . — Q. S. pour pâte épaisse.
Us. ext. en application sur le bas-ventre.

III. — { Jus d'achit } à à
{ Blanc d'œuf } P. E.
{ Mantégue * }
M. S. A. — 3 cuillerées à bouche.

Une peau de serpent attachée sur le ventre jouirait des mêmes vertus, selon la médecine Hunania.

Le moyen hypnotique dans les cas de dystocie est de faire fixer les yeux de la parturiente sur une boule formée par une racine de leucas aspera * dirigée vers le Nord, enroulée dans une feuille de cuivre rouge. On la suspend au bout d'un crin de cheval à la hauteur de la racine du nez, à quelques pouces de la tête.

Un médecin n'est appelé auprès d'une femme indienne en couches, que si la longueur du travail fait appréhender une dystocie insurmontable par les procédés thérapeutiques ordinaires. Si, donc, après avoir épuisé toute la science de l'entourage, après avoir invoqué en vain le dieu Taïyoumane', on fait à un médecin européen la faveur de solliciter son concours, qu'il veille sur ces improvisées sages-femmes, misérables matrones, qui, pour faire voir à la famille qu'elles ont beaucoup peiné, véritables mouches du coche, se livrent à des manœuvres aussi inutiles que dangereuses. C'est un spectacle vraiment déchirant que ces tourments imposés par les matrones indiennes, à " la malheureuse dont les couches ne " marchent pas naturellement; elles lui font prendre les positions " les plus bizarres, exécuter les mouvements les plus extraordinaires, " et enfin, quand cette gymnastique ne réussit pas, elles ont recours " au grand moyen qui est de la faire sauter plusieurs fois au-dessus " d'un morceau de bois, le plus souvent, le grand pilon d'un mor- " tier à riz suspendu à un pied environ du sol ". (1)

Mais le médecin européen que, souvent, on n'a mandé que par orgueil ou pour parade, est loin de symboliser le dieu conservateur qui, sous la figure d'un brahme, vint jadis délivrer une malheureuse dépourvue d'aide. On le retient à la porte, et on ne le laisse approcher de la parturiente que par intervalles, pour lui tâter le pouls et se rendre compte par là de la marche du travail. Selon Agastayar, en effet, les pouls *vâdame* et *pittame* doivent pendant toute la durée du travail battre avec une irrégularité de rythme et d'ampleur qui va en augmentant jusqu'au moment de l'accouchement. Notre physiologie obstétricale nous apprend également que le cœur est ralenti souvent pendant l'accouchement, quand les douleurs sont très intenses et l'effort fourni par la parturiente très considérable; dans ces conditions, il ne dure que le temps de la douleur, c'est-à-dire une minute et demie environ. (2) Ainsi, quelque fondé que paraisse ce tâtement du pouls, il n'en est pas moins une première formalité à remplir, comme du reste, dans toutes les consultations. Mais puisque dans ce pays, cette opération a une importance capitale aux yeux de chacun, il s'agit tout d'abord de captiver la sympathie de la patiente, voire des commères qui se pressent en rangs serrés autour d'elle, en y portant toute son attention. C'est ce courant sympathique qui doit toujours exister entre le médecin et le malade qui vaut même plus que tout son art, toute sa science, qui, non

(1) Dr. Huillet: Hygiène des Blancs, des Mixtes et des Indiens à Pondichéry.

(2) Cassaët: Précis d'auscultation et de percussion.

seulement produira dans la circonstance un bienfaisant effet de stimulation vitale et relèvera le moral comme le physique, mais aplanira toutes les difficultés et fera taire la susceptibilité naturelle de la femme indienne ; car, cette dernière est élevée dans des préjugés si étroits que l'idée seule de se faire accoucher par un homme suffit chez elle pour arrêter le travail commencé. Aussi le médecin, usant d'un loyal charlatanisme, est-il obligé d'avoir recours à de bonnes paroles, de prodiguer ses exhortations et de déduire du pouls tâté à intervalles réguliers, tout un pronostic en faveur d'un prompt accouchement, d'une heureuse délivrance. Grâce à cette influence qui agit sur le moral, à cette suggestion, hypnotisante en quelque sorte, il captive plus que la sympathie, la confiance de la parturiente, et à moins de belles-mères malveillantes ou de matrones orgueilleuses, celle-ci ne tarde pas à se laisser accoucher par l'homme de l'art qu'elle nommera désormais son père ou son frère, selon l'âge, pour consoler sa pudeur offensée.

Le Sastra de l'Inde n'a pas oublié de prescrire après la délivrance, les lavages hygiéniques, imposés par ce que nous appelons aujourd'hui antisepsie, cette merveille qui a révolutionné la science européenne depuis Pasteur. Un grand lavage des organes génitaux externes est pratiqué sans scrupule. Il y a même dans le Bengale, une exagération de ce précepte hygiénique. Aussitôt après la délivrance, la mère et l'enfant sont amenés sur les bords du Gange, où ils prennent un grand bain. L'eau de ce fleuve sacré qui prend sa source dans le *Sattia-loca*, paradis de Brahma, est sensée purifier la mère de ses souillures, et effacer le péché originel de l'enfant, tel le baptême du rite romain. Une pareille coutume est ignorée dans le sud de l'Inde, bien que le *Cavéry* n'ait point une origine moins élevée. Le *pounniaavachtaname* ou relevailles des Brahmes qui en est une miniature ne se célèbre que le 11e jour de l'accouchement, et ne comporte pas une telle absurdité.

Quant aux injections intra-utérines, l'excessive propreté qu'elles exigent de la part de l'opérateur, en fait un danger dans ce pays où l'antisepsie n'est qu'une illusion. Il vaut mieux laisser la nature agir toute seule, éliminer lentement par ses propres forces, toutes les impuretés qui encombrent les parois utérines, plutôt que de porter par des injections mal faites, une semence de microbes pathogènes, sur ce terrain si fraîchement remué. Malheureusement, il en est ainsi le plus souvent, lorsqu'on se fie aux parents pour de semblables opérations. Il est inutile d'ajouter qu'il est pis encore, lorsque l'on confie ces soins aux prétendues sages-femmes, accréditées pour telles dans les familles.

Après la délivrance, quelquefois avant même de procéder à la toilette de l'accouchée, on lui administre une certaine quantité de fleurs de safran dans une feuille de bétel noir. Cette médication emménagogue n'aurait rien qui pût la faire condamner, si elle n'était suivie d'une autre, stimulante, l'eau-de-vie. Bien des délires et comas mis sur le compte d'un accouchement laborieux ne doivent être imputés qu'à cette ivresse alcoolique à laquelle n'est point habituée la femme indienne. Cette habitude est d'autant plus déplorable qu'elle est répandue dans toutes les classes de la population, sans en excepter les brahmes et les musulmans à qui la religion interdit formellement l'usage des boissons enivrantes.

Quant à celle qu'ont les Koravas, ces bohémiens de l'Inde, de manger de l'assa-fœtida au moment des couches de leurs femmes, ou cette autre puérilité qui consiste à enfouir avec le placenta d'un enfant mâle une plume et un morceau de papier, pour en faire plus tard un pandit émérite, il nous suffira de faire remarquer qu'elle ne gêne en rien le but de l'accoucheur, à savoir, sauver la mère et l'enfant.

Supposons donc l'acte de l'accouchement terminé. Voici la mère, nettoyée, changée, étendue sur sa natte. L'endroit où a eu lieu la délivrance a été lavé, ou plutôt « purifié avec de la bouse de vache, » pour employer l'expression du législateur. (1) En nous réservant de revenir sur la propriété de ces bouses de vache et de la nécessité de leur emploi dans les maisons indiennes, quant nous aurons à parler de l'hygiène des habitations, nous dirons seulement que les Indiens qui ont eu de tout temps des notions de propreté, d'antisepsie, si l'on peut s'exprimer ainsi, ne négligent rien pour satisfaire à ses principes.

Par mesure de désinfection, on brûle ensuite de la myrrhe et de l'encens auprès de la nouvelle accouchée. Cela chasse, il est vrai, les miasmes délétères, ainsi que les moustiques.

« Un peu d'encens brûlé rajuste bien des choses, »

. . . .

dit le poète.

Mais, la plupart du temps, l'air et la lumière ont de la peine à entrer dans ces misérables huttes transformées en salles d'accouchement. En ce cas, la fumée de l'encens ne fait que suffoquer le petit être qui vient de voir le jour ; l'air pur est pour ses poumons une vraie nourriture, une nourriture bonne et saine. Il est également précieux pour la mère, après le pénible travail de l'enfantement.

Il existe dans les mœurs de l'Inde, une autre coutume excellente qui semble tomber en décadence. C'est celle de placer des feuilles

(1) Lois de Manou liv. V. Slocas 122, 124.

de margousier à l'entrée de la maison, dès qu'il y a eu puerpéralité. Quoi de plus sage, en effet, que de ne laisser entrer dans la demeure de l'accouchée que des personnes indispensables pour la soigner! Pendant dix jours, cette maison est considérée comme souillée, suivant l'expression de Manou, et, jusqu'à ce que le brahme pourohita vienne y célébrer le *san-calpa* pour enlever cette souillure, non seulement nul étranger ne peut y entrer, mais encore, les gens de la maison qui sortent pour aller à leurs travaux ne pourront rentrer chez eux avec leurs vêtements pollués et sans s'être purifiés par des ablutions (1), au seuil même de la maison. Ce procédé, pour être primitif, n'en est pas moins plein de sagesse, puisque son but, en définitive, n'est autre que celui de ne pas laisser importer chez l'accouchée, tous les microbes dont on a pu s'enrichir en ville. Le préjugé de la souillure de l'accouchée n'est lui-même qu'un heureux subterfuge employé par le législateur, pour consigner sa porte à toutes les personnes inutiles, nous allions dire importunes, à ces commères du voisinage dont l'occupation est d'aller colporter des nouvelles à sensation de maison en maison, et dont le contact n'offre aucune garantie d'antisepsie, pour n'en envisager que le côté médical.

La toilette des organes génitaux pendant le postpartum est une pratique peu en honneur dans les familles indiennes. Elle a l'injuste réputation de donner la fièvre. Aussi, après le premier lavage qui a suivi la délivrance, attend-on généralement jusqu'au 9e ou 11e jour pour donner un bain à la pauvre mère qui, jusque-là, croupit dans un état peu facile à décrire.

L'aération de la chambre de l'accouchée, de tout malade en général, n'est point chose facile à obtenir chez les Indiens. Cependant sous ce ciel de plomb, quoi de plus salutaire qu'une ventilation bien faite! La seule précaution à prendre serait d'éviter les courants d'air, puisque, dans toutes les maisons indiennes, les portes et fenêtres d'un appartement ne sont pas placées selon les règles d'une hygiène bien comprise.

La literie dans la chambre d'une accouchée est très sommaire. Elle consiste la plupart du temps, en une natte en jonc étendue par terre, et munie d'un oreiller. Même dans les classes aisées, les lits et les matelas sont supprimés, sous prétexte de souillures. Tout ce que l'on peut exiger dans cette matière, c'est qu'on se serve d'articles les plus propres qu'on a sous la main, et qu'on les installe dans l'endroit le plus sain de la salle.

---

(1) Lois de Manou liv. V. Sloca 85.

Les tentures, ces nids à microbes, comme on les a si justement désignées, sont inconnues dans ces régions. Seul, un climat froid peut servir de prétexte à leur usage.

L'alimentation des accouchées fait aussi partie du mamoul. On se plaît généralement à soumettre l'accouchée à des diètes forcées, durant les premiers jours ; puis, brusquement, le 3e jour, sans tenir aucun compte de son état général, ni de la susceptibilité de son estomac, on essaie de rattraper le temps perdu par une suralimentation souvent meurtrière, inutile de l'ajouter.

La montée du lait qui se produit du 3e au 11e jour après l'accouchement, est réputée encore être une période fébrile à traverser. On va jusqu'à croire que cette fièvre dite de lait, est une fièvre physiologique, et son absence, une anomalie. Cette croyance populaire fait foi non seulement chez les indigènes, mais même chez les Créoles du pays. Mais, comme le dit Auvard, « à l'état normal, les « suites de couches sont afébriles ; le thermomètre ne doit pas atteindre 38°. »

Nous croyons également utile de signaler ces suggestions des belles-mères qui se vantent d'avoir quitté le lit, le 2e ou le 3e jour de leurs couches, si ce n'est pas le jour même, et de s'être livrées à leurs travaux habituels. Il n'y a qu'à admirer leur constitution inébranlable, les féliciter de leur immunité contre les accidents puerpéraux, convenir même, au besoin, avec ces *laudatores temporis acti*, que les femmes d'aujourd'hui ont dégénéré, et qu'elles ne valent en rien celles de jadis (ce qui, comme le dit le Dr Huillet, est vrai jusqu'à un certain point.) Mais quelle conscience médicale souscrirait à la sortie de la mère avant la fin de la 3e semaine ? Ce n'est pas seulement la crainte d'une sensation désagréable causée par le froid, sur le corps débilité de la femme accouchée qui a dicté une mesure si sage dans l'obstétrique européenne ; mais, la physiologie nous enseigne également qu'après un accouchement, l'utérus revient très lentement sur lui-même, et qu'il lui faut au moins ce laps de temps pour ne point ressentir les fatigues d'une promenade à pied, si courte soit-elle. Les muscles de l'abdomen eux-mêmes distendus pendant la gestation ne récupèrent leur tonicité que par un long repos, et c'est la sortie prématurée après les couches qui est l'origine de cette ptose abdominale si commune chez les mères indiennes. Qu'on suive donc en cela les conseils de Manou ; ce dernier entache de souillure pour une durée d'un mois, l'accouchée qui, pendant ce temps, doit vivre isolée et couchée, sans autre distraction que celle d'allaiter son enfant, sans autre horizon que les quatre murs de sa chambre. Cela permet de se baser sur le volume de l'utérus, sur l'abondance de l'écoulement lochial, sur l'état général, bien plutôt ue sur le temps écoulé depuis l'accouchement ou sur toute autre onsidération atmosphérique ou religieuse, pour autoriser la sortie e l'accouchée. S'il est vrai qu'il y a des femmes qui s'affranchissent e ces précautions, embarrassantes selon elles, et si elles ne paient as toujours de leur vie leurs imprudences, il n'en est pas moins ai qu'elles acquièrent souvent par ce fait, tôt ou tard, malgré leur goureuse constitution, des infirmités qui les tourmentent de ngues années. Ce qui rend particulièrement dangereuses dans Inde les sorties précipitées des femmes accouchées, c'est que leur êtement encore primordial dans bien des contrées est loin de arantir complètement les organes génitaux de toutes les impuretés e l'air et du sol.

Les accidents puerpéraux ne sont que trop fréquents dans l'Inde, t un proverbe tamoul veut que chaque accouchement soit une nouelle naissance, tant est grand le péril qu'on court en ce moment. hez les musulmans, une femme qui meurt en couche est considérée omme une *chahid*, mot arabe que l'on traduit par *martyr*.

Les éclampsies au pronostic si sombre sont loin d'être rares. ais parmi les affections qui comptent le plus grand nombre de vicmes, la rétention du placenta et la diarrhée dysentérique tiennent premier rang. La première est due à l'inertie de l'utérus qui n'a ourni qu'un travail trop grand pour son âge, chez la primipare par xemple, et plus souvent encore à l'impéritie des accoucheuses indiènes.

Comme d'habitude, on ne requiert le ministère d'un médecin uropéen qu'après avoir épuisé la liste des recettes empiriques dont oici quelques-unes.

. — Contre la rétention du placenta par inertie utérine.

Jus de feuilles de pourpier *	à à
Huile de Sésame	125 gm
Lait de femme	Q. S. pour pâte épaisse

Us. ext. — en application sur le bas-ventre.

Décoction :

Sommités de feuilles à carri *	à à
— do. — de margousier *	une pincée.
Aralé Kaï	N. 1.
Broyer - Ajouter	
Eau	1 litre

Faire bouillir jusqu'à réduction des 7/8. — Us. int.

. — La septicémie qui en est la moindre des conséquences est combattue par une décoction de :

Feuilles de cynanchum extensum *	
Gingembre sec	à à
Poivre *	71 gm. 1/2
Ail	
Eau.	Q. S.

Us. int. pendant 3 jours.

Ou encore la suivante :

Ecorce de cratœva nurvala *	
Galanga mineur *	
Riz	à à
Poivre long	8 gm. 92
Curcuma *	
Sucre de palme.	35 gm. 71
Eau.	Q. S.

Us. int. pendant 3 jours.

Autre formule.

Tige de bryone *	à à
Vinaigre	Q. S.

Macérer - Décanter - Ajouter

Gingembre sec	
Poivre	à à
Ail	35 gm. 71
Charbon de bois	

M. S. A. faire bouillir, ajouter

Huile de Sésame	125 gm.
Ail écrasé . .	Q. S.

Faire bouillir de nouveau. Us. int.

III. — Les tranchées utérines consécutives à cette rétention du délivre sont calmées par l'électuaire suivant :

Assa fœtida.	3 gm. 57
Acore odorant *	7 gm. 14
Ecorce de racine de plumbago zeylanica *	10 gm. 71
Gingembre sec	14 gm. 28
Sison ammi *	17 gm. 85
Aralé Kaï pulvérisé	21 gm. 42
Poivre long	24 gm. 99
Costus arabicus *	28 gm. 56
Jalap *	32 gm. 14

Calciner - Porphyriser - Ajouter - Us. int.

Dose : 10 gm. 71 dans du beurre.

Régime - Itchapatiame.

IV. — Contre la péritonite puerpérale, on préconise une des formules suivantes :

Semence de queniquier * / Sucre de palme	à à P. E.

Us. int.

Ecorce de moronguier * / Semence de queniquier / Sucre de palme	à a 4 gm. 46
Eau.	Q. S.

Broyer. Us. int.

La viande de conserve de panthère est considérée comme souveraine dans cette affection.

La diarrhée dysentérique dans les suites de couches peut être attribuée à la même origine que la rétention du placenta, c'est-à-dire, l'épuisement. La primipare indienne est toujours trop jeune pour supporter les fatigues d'une grossesse. Les multipares ont des grossesses trop rapprochées. Dans les deux conditions, tous les organes perdent peu à peu leur tonicité, et prêtent un terrain favorable à toutes les affections. Les viscères abdominaux les plus voisins de l'organe gestateur sont aussi les premiers qui en pâtissent.

Cette diarrhée dont le début remonte presque toujours à la grossesse, et dont le traitement est souvent sacrifié aux envies alimentaires de cette période de la vie, est marquée par un dévoiement peu considérable dans les premiers jours de l'accouchement. Puis, le nombre des garde-robes augmente, et les symptômes dysentériques n'apparaissent qu'à la phase ultime de la maladie dont la durée est quelquefois de six à dix mois après un accouchement. Les auteurs indiens désignent cette affection sous le nom de *Krânhi*, et la traitent par des astringents et des opiacés, ce qui n'empêche pas le pronostic d'être toujours extrêmement grave.

Dans ce rapide coup d'œil que nous venons de jeter sur la grossesse et l'accouchement dans l'Inde, nous avons omis à dessein de parler de ces pratiques plus ou moins bizarres qu'un fanatisme outré a consacrées et qu'un peuple ignorant continue. Nous avons nommé ces cérémonies religieuses qui prennent place, le soir, sous le nom d'*Arattys*, * et qui consistent à enlever à la future mère où à l'accouchée, le *dichti* ou ensorcellement jeté par des regards jaloux et sinistres des personnes malintentionnées, dans tous les cas, à demander au Créateur qu'il lui accorde d'heureuses couches ou de promptes relevailles.

———o———

CHAPITRE IV.

Fœtus et Nouveau-né.

Souvent, dès qu'on a acquis les signes de certitude de la grossesse, les parents, surtout dans la classe aisée, se préoccupent fort du sexe de l'enfant. Seul l'enfant mâle a le droit d'hériter, suivant la loi de Manou, et " par un fils, un homme gagne les mondes cé-" lestes ". Du reste, une femme qui ne donne le jour qu'à des filles peut être répudiée au bout de onze ans de mariage, suivant cette même loi. (1) Disons en passant que nous retrouvons chez le peuple chinois une semblable coutume qui force la première femme à procurer à son mari une femme auxiliaire pour que le nom de la famille ne s'éteigne pas par l'absence d'héritiers mâles. Une si importante question ne pouvait échapper à la compétence du charlatanisme du médecin hindou. Aussi, le diagnostic du sexe de l'enfant est- il un point que la médecine empirique se prévaut d'éclaircir, si ce n'est de modifier à volonté. Une telle prétention de ces médecins de l'Inde, repose sur le plus ou moins grand nombre des battements du pouls radial de la mère pendant la gestation. Car ils ne peuvent, à la manière de Frankenhauser et Dauzats, appliquer leurs oreilles sur les flancs de la mère et compter les battements d'un cœur fœtal. La femme indienne, sacrifierait avec peine sa pudeur, pour satisfaire une curiosité semblable, et un médecin serait mal reçu qui voudrait pratiquer l'auscultation, même dans un but plus élevé, lorsque la femme n'en voit aucune nécessité. C'est pourquoi le médecin empirique, plus avisé, voudrait qu'il y eût une relation entre les battements du pouls radial de la mère et le sexe de l'enfant qu'elle porte dans son sein. Une telle théorie a eu ses partisans en Europe, et ce n'est là qu'une affaire d'expérience et d'à-peu-près. A ce prix, bien des mères qui n'en sont pas à leur première grossesse peuvent poser un pareil diagnostic et rester dans le vrai. Néanmoins, le stratagème des médecins indiens consiste à deviner le désir des parents d'avoir un garçon ou une fille et de diagnostiquer le sexe contraire à leurs vœux. Si l'enfant qui naît porte le sexe qu'on a prédit, on passe maître en l'art d'accoucher ; s'il en est autrement, on est encore considéré comme tel, puisqu'on a ménagé à la famille, la joie plus grande d'une agréable surprise.

Le jour et l'heure de la naissance de l'enfant ne sont pas indifférents dans l'Inde. Un jour de *Krâname* * ou d'*Amavasey* * a une triste réputation. L'avenir de l'enfant qui a le malheur de naître

(1) Lois de Manou liv. IX Sloca 81.

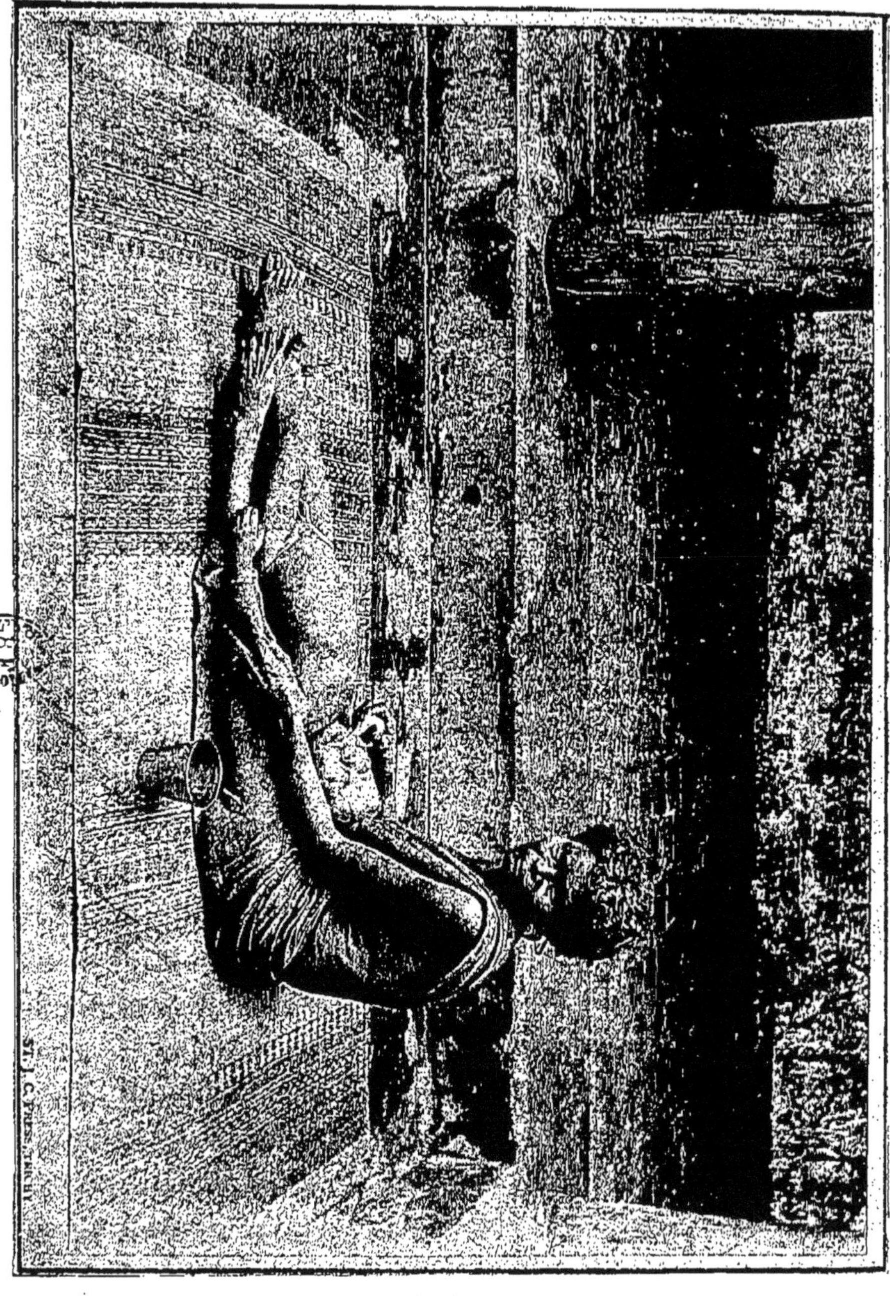

dans ces phases lunaires est plein de noires destinées. Un garçon? il sera malfaiteur, bandit, assassin ; une fille? elle sera perverse, prostituée, abjecte. Il est incontestable que ces jours qui correspondent à des phases d'évolution de notre planète à une distance plus ou moins rapprochée du soleil, exercent une influence plus ou moins énervante sur tout organisme humain, et plus particulièrement sur une femme en douleur d'enfantement. Cette peine plus grande éprouvée par la mére au moment de l'accouchement, a-t-elle quelque répercussion sur le système nerveux de l'enfant? Produit-elle une aberration mentale tendant plus tard au crime, au vice, à la prévarication? Cette considération psychologique qui mérite d'être étudiée a conduit les charlatans de ces pays à abuser de la crédulité du public, et à vouloir tirer l'horoscope de tous les enfants, selon un calcul imaginaire, plus ou moins fantaisiste, déduit de la constellation qui a présidé dans le firmament au moment de la naissance de l'enfant. C'est le cas de se demander avec le bon fabuliste :

" Aurait-il imprimé sur le front des étoiles,
" Ce que la nuit des temps enferme dans ses voiles.

. . . .

" Le firmament se meut, les astres font leur cours ;
" Le soleil nous luit tous les jours.
" Tous les jours, sa clarté succède à l'ombre noire,
" Sans que nous puissions autre chose inférer.
" Que la nécessité de luire et d'éclairer.
" D'amener les saisons, de mûrir les semences.
" *De verser sur les corps certaines influences.*

Le médecin européen qui assiste à un accouchement dans l'Inde est frappé de la manière de recevoir l'enfant expulsé des organes génitaux de la mère. Un van tenu par la personne la plus âgée présente sur les lieux, sert de plateau dans une pareille circonstance. Il est plus ou moins élégant, selon les ressources pécuniaires de la famille C'est ainsi que le plateau en or en forme de van usité chez les Radjahs, est remplacé par un vulgaire van d'osier dans les familles plus humbles. Nous ne saurions, sans sortir du cadre que nous nous sommes tracé, à savoir les usages et coutumes de l'Inde dans leur rapport avec la médecine européenne, essayer les considérations philosophiques auxquelles donne lieu cette réception faite au nouveau-né.

Point n'est besoin d'insister dans les familles pour faire laver l'enfant qui vient de naître. Les Indiens en ont grand souci, puisque le législateur y a attaché une souillure, qui pourrait atteindre tous ceux qui s'approcheraient de cet enfant, avant qu'il ne fût lavé, ou plutôt purifié par l'eau et le feu. En effet, non content de laver le nouveau-né, on lui applique sur le ventre une aiguille chauffée au rouge. Une pareille coutume dont l'origine remonte à la purification des souillures par le feu, comme, par exemple, dans la réhabilitation d'un décasté, a, à peine, sa raison d'être, dans la mort apparente du fœtus. Dans ce dernier cas, il agirait à la rigueur comme un excitant brusque appliqué sur la peau, pour faire revenir l'enfant à la vie. Autrement, le feu est loin de posséder vis-à-vis d'un nouveau-né une propriété analogue à celle qu'il a vis-à-vis de l'or, celle de le purifier en le chauffant.

On fait, en général, ingérer au nouveau-né une multitude innombrable de drogues plus ou moins corrosives, plus ou moins stimulantes, en vue, dit-on, de combattre les maladies futures. Cette méthode prophylactique ne rappelle-t-elle pas ces paroles de Sganarelle. " Comme on boit pour la soif à venir, il faut se faire aussi " saigner pour la maladie à venir " ? Elle est tellement enracinée dans l'esprit des mères indiennes, que toute une pharmacie est préparée d'avance, dès les premiers signes de la grossesse. Celle-ci consiste en une boîte en osier à double fond qu'on exhibe au moment de la naissance de l'enfant. On y trouve une foule de petits compartiments remplis de drogues invraisemblables, comme, pour n'en citer que quelques-unes, un morceau de carapace de tortue d'eau douce, une plume de paon, un morceau de corne de cerf, du bézoard, du musc, du bois rouge, du bois de santal, du benjoin, une tige de citronnelle, des feuilles d'oranger ; des ingrédients, tels que anis, clous de girofle * fleurs de safran, cannelle, * cumin noir, cardamome, * gingembre sec, acore odorant, sison ammi ; — des préparations pharmaceutiques, comme du jalap, du calomel, du bicarbonate de soude, du sous-nitrate de bismuth, etc. . . . Cette pharmacie qui est quelquefois un précieux héritage de famille, un pieux souvenir des ancêtres, un porte-bonheur de toutes les couches, une relique en quelque sorte qu'on se dispute dans tout le quartier, le médecin européen aurait tort d'en faire fi. N'y prendrait-il qu'un peu de calomel pour le délayer dans du miel, et l'administrer au nouveau-né, qu'il aura satisfait la vieille grand maman qui, dans le cas contraire, n'hésiterait pas à le faire passer pour un sorcier.

Ce purgatif a été prescrit par le législateur indien. La cérémonie, appelée *Djatakarmame*, qui doit avoir lieu lors de la naissance d'un enfant mâle, " avant la section du cordon ombilical, " dit Manou, ne consiste qu'à faire goûter à l'enfant du beurre clarifié dans une cuiller d'or.

Un mélange de musc et bézoard est prescrit par les auteurs indiens, dans les cas de mort apparente du fœtus.

Mais une drogue que le bon sens et la morale réprouvent, c'est l'administration d'une petite dose d'urine d'un garçon à une fille, et vice-versà. Cette potion ammoniacale prise dans la nature, pour prévenir la cyanose des nouveau-nés, n'en est pas moins un liquide de déchet de la nutrition.

Cette drogomanie des mères indiennes leur fait oublier l'alimentation du nouveau-né. Dans les premiers jours de sa naissance, à peine lui fait-on avaler une gorgée d'eau sucrée après chaque drogue. Quant au lait, on attend en général le 3e ou le 4e jour, époque à laquelle correspond la montée du lait chez la mère. Quel dommage ! La nature qui a su faire mûrir cet œuf humain dans les entrailles de la femme, a également pourvu à son alimentation et à ces légers purgatifs qui doivent lui être administrés dans les premiers jours, et même dès les premières heures de sa venue au monde. Elle a placé le tout chez la mère même. Le colostrum qui est l'ébauche du lait, tout en possédant dans sa composition tous les éléments nutritifs du lait qui, seul, convient à un estomac de cet âge, contient en outre un excès de beurre et de sels, laxatifs par excellence pour ce petit être, pour dégorger son foie volumineux, et expulser le méconium dont la rétention occasionne de violentes coliques. Cette double condition que remplit le colostrum doit nous obliger à prescrire l'allaitement maternel immédiat, de préférence à l'eau sucrée et à ces drogues souvent malfaisantes, et toujours inutiles.

En même temps qu'on introduit dans l'estomac de l'enfant nombre de médicaments, on néglige le pansement du cordon, cette porte ouverte à toutes les infections. Le mode de section du cordon n'a rien de particulier dans l'Inde, si ce n'est qu'il n'est fait qu'après la délivrance, méthode de Schücking, et que c'est là une source de revenus pour les matrones qui ont présidé les couches. C'est celui de son pansement qui est digne d'attirer notre attention ; un peu de cendre chaude appliquée sur la surface cruentée et recouverte d'un chiffon, quelquefois huilé, fait tout le pansement d'une plaie qui est exposée à tant de graves accidents ; érysipèle, phlébite ombilicale, etc., etc. Fait en toute hâte par la main d'une matrone insouciante, ce pansement qui est laissé à demeure jusqu'à la chute du cordon, provoque sur le ventre une irritation eczémateuse, grâce à la cendre qui se répand autour de la plaie, et attire par son huile les fourmis qui en sont très friandes.

Une curiosité qu'on ne trouve dans aucune classe zoologique de notre planète, existe dans les familles musulmanes. Le cordon n'est point séparé du placenta ; l'enfant vit, quelques jours encore, ayant au bout de son cordon tout l'arrière-faix qui est logé dans un bol recouvert de cendres, jusqu'à ce que la dessication complète du cordon en amène la section naturelle.

La layette du nouveau-né dans ce pays est simple ; un rudiment de chemise garantit à peine des injures de l'air sa chair faite pour le baiser. Mais, ici comme chez les grandes personnes, la tièdeur du climat excuse toutes les imperfections de toilette.

——— o ———

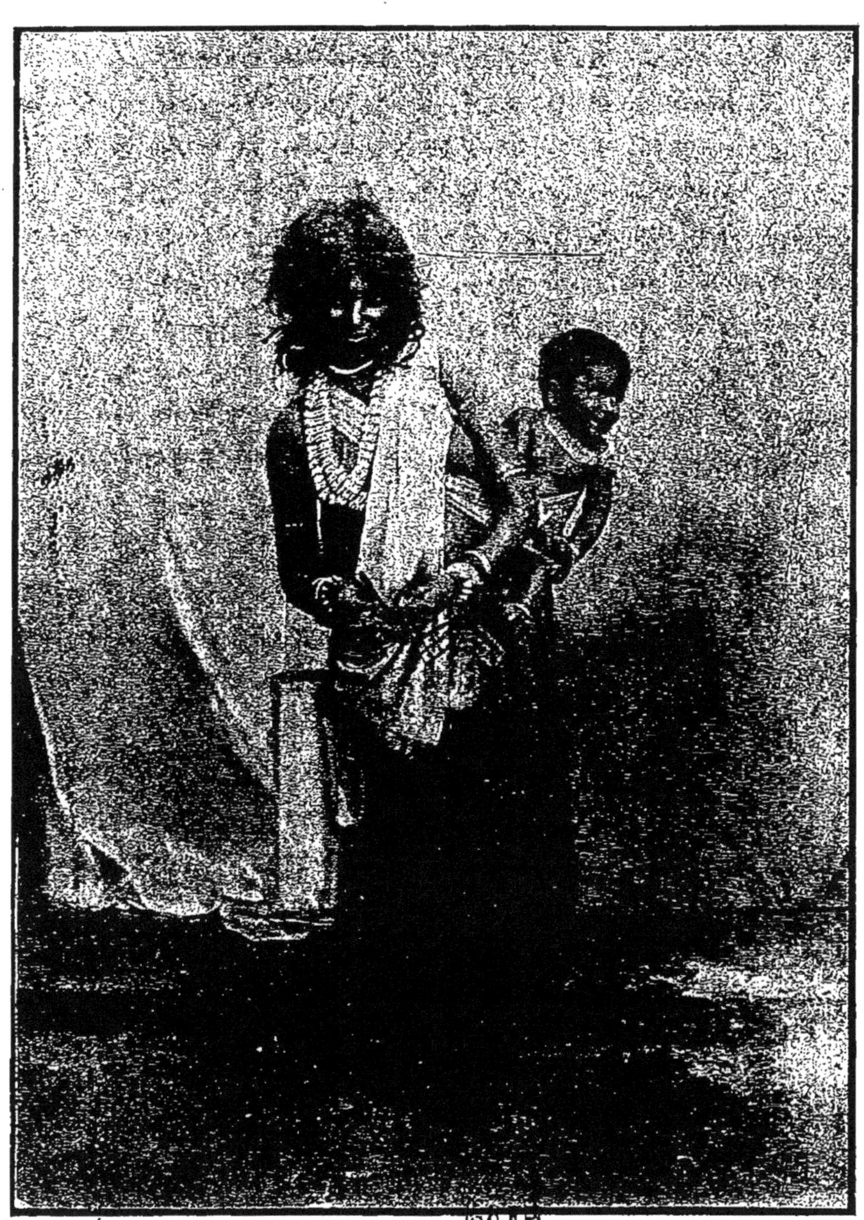

Une Koratti.

CHAPITRE V.

Petits soins à donner à l'enfant.

Etendre l'enfant sur une natte, tout en le préservant de l'humidité du sol et de l'envahissement des fourmis et des moustiques, ces hôtes habituels de nos chambres, tel est le genre de berceau qui convient le mieux à l'enfant du premier âge, et qui est à la portée de toutes les bourses. L'Indien, lui, en possède un plus simple encore : une étoffe repliée sur elle-même et attachée par ses deux bouts à une poutre, reçoit l'enfant dans son large feston, c'est le *Hênhay*. Certes, un tel berceau primitif a ses avantages et ses inconvénients : avantages, en tant que tendu par le poids même de l'enfant, il se ferme largement sur lui-même, et préserve l'enfant de tous les parasites de nos appartements; avantages, au point de vue économique, procurant à l'enfant à peu de frais, le duvet sur lequel son corps délicat demande à être reposé; il n'occupe point de place dans l'espace exigu d'une maison indienne; peu lourd à bercer, il est, en outre, d'un transport et d'une installation remarquablement faciles, où que l'on aille. La mère est-elle obligée d'aller travailler dans les champs? A la branche d'un arbre qui lui prêtera son ombre, elle attachera par ses deux bouts un linge ou un pagne, et placera dans ses plis son précieux trésor, qui y respirera la poésie et la fraîcheur de cette nature luxuriante. Les femmes des *Koravas* sont plus ingénieuses encore. Elles portent sur leur propre dos l'enfant et son berceau quelque soit le travail auquel elles se livrent. Une portion de leur pagne qui couvre à peine leur nudité est pliée en deux derrière le dos et nouée autour du cou et l'enfant repose dans ce feston. Il n'a qu'un petit mouvement à faire en avant pour gagner le sein de sa mère et apaiser sa faim quand il le veut, sans, pour cela, gêner la mère dans ses occupations. Nous ne voulons pas dire par là que les femmes des Koravas ont, à l'instar de ces femmes hottentotes, des mamelles gigantesques qu'elles font passer par dessus ou par dessous l'épaule, pour allaiter leurs enfants perchés sur leur dos. Les pratiques des Korattys s'en rapprocheraient de beaucoup, mais n'en sont pas les copies conformes.

A côté donc de tant d'avantages procurés par le *Hênhay* indien, que d'inconvénients! Inutile de dire que l'enfant s'y trouve comme dans un étau, ses petits membres ne peuvent librement remuer dans l'espace. Quand il aura souillé son lit par ses urines, il ne pourra pas faire un petit mouvement pour se déplacer, et le séjour forcé dans cette humidité jusqu'à ce que sa mère vienne l'en retirer, lui donne des frissons, et souvent un catarrhe ou une pneumonie. Par un mouvement brusque, se retourne-t-il sur lui-même, une fin plus tragique le menace encore; il s'asphyxie la face contre le berceau, faute d'espace pour continuer ses mouvements. Pressée sur ses côtés, la cage thoracique reçoit l'air en quantité insuffisante, et la chaleur qui y règne fait de ce berceau, un lit de martyr. Les accidents de chute sur le crâne, grâce à ses mouvements de reptation qui sont les premiers de l'enfant qui commence à se mouvoir, sont communs à tous les lits d'enfants non pourvus de barrière.

C'est donc pourquoi, nous disons que le berceau le plus simple, le plus commode et le plus économique dans ce pays est encore une natte qu'on préserverait de l'humidité du sol et des parasites de l'air. Ce n'est également pas beaucoup demander à une mère que d'insister à ce que cette natte où reposera son enfant, soit toujours différente de la sienne. Le contact de ces deux êtres n'a rien qui vaille, soit pour la propreté, soit pour la sûreté de l'enfant. Dans les premiers jours qui suivent l'accouchement, la nature se livre à un travail de nettoyage de tous les organes qui ont contribué à faire mûrir l'œuf humain; et ces déchets, tant du côté de la mère que du côté du fœtus, sont trop considérables pour que la propreté soit toujours scrupuleusement garantie dans leur voisinage trop rapproché. Cet inconvénient est lui-même nul devant le danger auquel ce rapprochement expose l'enfant. L'apathie et la paresse sont les signes caractéristiques, presque pathognomoniques des peuples équatoriaux. Ici, où, plus que partout ailleurs le conflit continuel d'une température torride avec une humidité dissolvante, déprime le caractère le plus fortement trempé, l'homme est porté à dépenser le moins de calorique possible. Grâce donc à cette nonchalance endémique, plus accentuée chez la femme qui a toujours été exclue de la vie active, la mère ne demande pas mieux que d'apaiser la faim de son enfant dans la position couchée. D'abord elle n'a pas elle-même à supporter l'enfant dans ses bras; puis ce dernier est mieux placé pour s'endormir, tout en suçant le sein de sa mère. Mais malheureusement, combien nombreux et irréparables sont les accidents qui en résultent! La jeune mère qui n'a point encore l'expérience de la vie, ne se doute point qu'elle peut elle-même s'endormir dans cette position, et dans son sommeil, se retourner sur son enfant qui s'est endormi aussi, et étouffer ainsi inconsciemment la pauvre petite créature qui n'a pas eu le temps de pousser un cri capable de réveiller sa mère. Cet accident est loin d'être rare, malgré cet adage tamoul: « le poids d'une poule n'écrase jamais ses poussins »; mais seulement ici on en accuse plutôt les diables et les mauvais génies, jaloux de la maternité de la femme ou envieux de la beauté de son enfant.

Un curieux genre d'asphyxie peut également se produire, ou bien par le volume de la glande mammaire qui, par son propre poids, clôt hermétiquement les orifices respiratoires de l'enfant, ou bien encore, par une sortie abondante de lait provoquée par la succion de l'enfant et aidée par la pression de l'organe galactophore contre la figure du nourrisson : ce serait le cas de dire que l'enfant s'est noyé dans le lait de sa mère.

De l'alimentation du nouveau-né fait partie le *Sangou*, biberon dont on fait usage dans les familles indiennes. Cette espèce de cuiller naturelle d'une contenance de 30 à 40 centimètres cubes n'est autre chose qu'une volute, ce coquillage blanc que les flots de l'Océan sèment sur cette côte, tout prêt à l'usage. Au point de vue hygiénique, certes, le Sangou est meilleur que tous ces biberons à bout de sein en caoutchouc vulcanisé, mais à la condition d'être soigneusement lavé avant et après chaque emploi. Ainsi proprement entretenu, il ne présente aucun des dangers des biberons en verre. Ces derniers sont fragiles et se nettoient difficilement, quelque soit le perfectionnement qu'on y a apporté. Les bouts en caoutchouc se détériorent, se fendillent, et l'enfant peut, en suçant, avaler une trop grande quantité de lait qui lui coupe la respiration ; tandis que le *paladaye* * indien permet de n'en verser dans la bouche de l'enfant que la quantité jugée suffisante. Mais ce dernier a l'inconvénient d'introduire de l'air dans ce jeune estomac. Aussi attend-on pour le replacer dans son berceau que le nourrisson ait eu une éructation bruyante, habitude qu'il conservera, du reste, toute sa vie. C'est cette même éructation qui sert de mesure pour la quantité de lait qu'il faut lui donner.

Car, on ne saurait croire à quels excès se livre quelquefois la tendresse maternelle, excès coupables à tous les points de vue. On épie religieusement tous les mouvements de l'enfant dans son berceau ; il ne peut pousser un léger cri, faire le moindre mouvement sans qu'aussitôt il ne lui soit donné à boire. On voudrait alimenter ce jeune enfant autant qu'un adulte, et la mère ne se tient pour satisfaite que lorsqu'elle est parvenue à lui faire ingérer une quantité de lait proportionnée, non à l'âge du nourrisson, mais à sa propre affection pour sa progéniture.

On vient quelquefois consulter les médecins sur l'inappétence d'un enfant qui ne s'alimente plus comme dans les premiers jours. Avant d'examiner le malade, enquérons-nous quelle est la quantité de boisson qu'on lui donne à chaque fois, quel est l'intervalle qu'on observe entre deux tétées, et il sera facile de constater que, souvent, la faute en est à la mère.

Les substances galactopoiétiques préconisées dans le pays sont le nitrate de potasse délayé dans du lait de vache, ou une bouillie faite avec des feuilles d'aloès * ou encore l'électuaire suivant :

{ Racine de niruri * Une pincée
{ Eau . ' . . Q. S.

Broyer. Ajouter

Lait . . . . Q. S.

Us. int.

Ces moyens employés fréquemment par les nourrices mercenaires qui, faute de ressources pour gagner leur vie, font durer la lactation pendant de longues années, sont l'origine de diverses entérites chez le nourrisson.

Il n'en n'est pas de même des graines du cotonnier dont le principe albuminoïde, l'édestine, relève l'état général de la mère et rend son lait plus blanc et plus nutritif. Mais leurs propriétés galactogènes ne sont, en général, utilisées que chez la vache, dans cette partie de l'Inde. Les vaches laitières sont, en effet, nourries ici avec de la paille de riz et de l'eau provenant du lavage du riz décortiqué et de la décantation du riz cuit. Cette dernière appelée *canji*, grâce à sa richesse en amidon, constitue une excellente nourriture pour les vaches quand on y ajoute des semences de coton mêlées de son de riz. Souvent, pour augmenter la quantité de beurre dans le lait on leur sert du tourteau de sésame. Mais, comme le dit M. R. Raimondi, c'est une erreur grave de penser qu'un lait naturel doit contenir de 38 à 40 grammes de beurre par litre. Un lait riche en lactose et peu riche en beurre, c'est-à-dire contenant 70 à 85 grammes de lactose et de 32 à 35 grammes de beurre est encore le meilleur pour le petit enfant à condition de contenir aussi de 2 à 3 grammes de phosphate.

L'allaitement artificiel consiste toujours en lait de vache bouilli. Il serait seulement à souhaiter que la mère indienne, secouant sa paresse naturelle, procédât à cette stérilisation du lait par la chaleur à chacune des tétées de son enfant, à défaut de ces autoclaves perfectionnés qu'on rencontre dans certaines familles européennes ; une température de 70 degrés maintenue 25 à 30 minutes suffit en général pour tuer les microbes du lait.

Il n'y a qu'une chose qu'on n'a point, la plupart du temps, à prescrire dans les familles indiennes : c'est la date de la sortie de l'enfant. Les règles formulées par la science européenne ne trouvent point leur application en la matière sous ce ciel de feu. La température tiède de ce climat ne saurait faire du mal au nouveau-né, et il ne sera jamais trop tôt de réchauffer les membres délicats de cet être nouveau aux rayons solaires. Ceux-ci activent l'assimilation, hâtent la croissance, favorisent les échanges, en d'autres termes, rendent l'économie plus forte, le terrain plus solide, la place plus difficile à prendre. Aussi, dans les familles indiennes, a-t-on l'heureuse habitude de sortir, le matin, l'enfant de la chambre, et d'exposer ses pieds aux rayons du soleil levant. Cela se fait surtout, après un purgatif administré à l'enfant, pour éviter le refroidissement des membres, à défaut de chaussettes ou de molleton où l'on emprisonne inutilement les pieds du nouveau-né dans quelques familles aisées.

Il s'agit seulement de mettre les yeux de l'enfant en garde contre l'éclat d'une lumière intense. De même qu'on peut épuiser le corps en lui faisant porter des fardeaux trop lourds, on peut aussi surmener, épuiser l'œil. Le législateur indien lui-même n'a été guidé que par cette considération, en prescrivant pour le troisième ou quatrième mois le *Nishéramana,* cérémonie qui consiste à porter l'enfant hors de la maison pour lui montrer le soleil.

Le *nahma carma* ou baptême brahmanique a lieu le 12e jour après la naissance. Mais le héros de la fête n'est point l'enfant à qui l'on donne un nom, mais bien le pourohita qui en retire un gros bénéfice.

———o———

CHAPITRE VI.

Cérémonies pratiquées sur les enfants en bas-âge—Pédiatrie.

Nous voici arrivé à une époque où la mère et l'enfant peuvent sortir. C'est maintenant le moment de mettre un nouveau frein à la tendresse maternelle, et d'insister à ce que l'enfant ne soit pas porté constamment dans les bras. Non seulement on est tenté, quand c'est la mère ou la nourrice qui le porte, de lui donner le sein sans aucune règle, mais on imprègne l'enfant de sa propre sueur, ce liquide si abondamment sécrété dans les glandes sudoripares de l'habitant des pays chauds.

Un tel contact est plus dangereux encore, lorsqu'il s'agit d'une nourrice mercenaire, et mille exemples s'offrent ici à notre esprit d'incurables maladies de la peau contractées directement des nourrices qui, sans autre diathèse infectieuse, n'avaient apparemment que de l'eczéma ou de l'impétigo. L'être innocent qui n'a jamais connu un linge sur son corps depuis le moment de sa naissance, est toujours promené dans les rues dans le costume de Krishna * ou d'une de ces baigneuses dont ce dieu galant emporta les vêtements. D'autre part, le costume national de la femme indienne laisse bien des parties du corps à découvert. De telles mœurs ne font que rendre immédiat et continu le contact de l'enfant avec la personne qui le porte.

Les rites brahmaniques qui ne tolèrent même pas dans les rencontres la poignée de main, souvent si fausse et si contagieuse, défendent d'embrasser les enfants à pleine bouche. C'est là un excellent principe, que, malheureusement, l'esprit d'imitation des mœurs européennes tend à détruire de plus en plus.

Point n'est besoin de parler ici de ces dures nécessités dans lesquelles se trouvent quelquefois les mères européennes, de confier l'enfant à une nourrice mercenaire, qui l'emportera dans son village, et l'élèvera chez elle. Le médecin n'a qu'à encourager plutôt cet amour de la famille que possèdent les Indiens à un très haut degré. Les mères ici, n'hésitent point, comme leurs camarades de l'Europe, à sacrifier leur santé, leur beauté, ce grand souci des dames européennes, pour élever leur cher rejeton, leur espoir, leur avenir, " leur rédempteur de l'enfer " (1) comme l'a appelé Brahma lui-

(1) En tamoul *poutrane*, c'est-à-dire celui qui délivre du séjour infernal appelé *pout*.

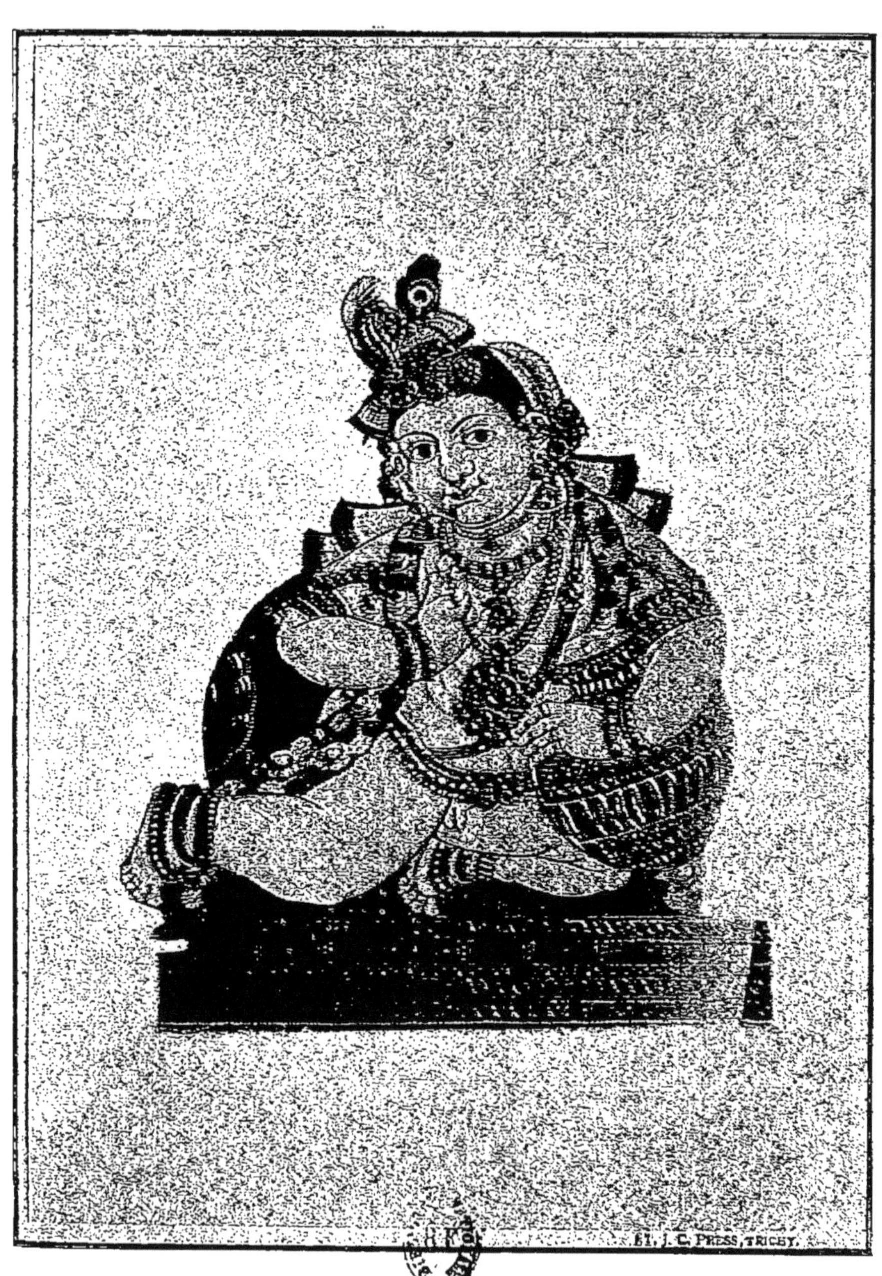

Krishna.

même (1) ; une privation est vite acceptée quand il faut se l'imposer pour leur enfant. Rien ne vaut, en effet, un allaitement maternel, quand cela est possible, tant au point de vue intellectuel que physique de l'enfant. C'est au sein de sa mère que l'enfant puise ses premiers instincts, comme il cueille à son cœur ses premiers sentiments, et ce sont ces mêmes lueurs développées dans l'enfance qui portent leurs reflets sur tout le reste de la vie.

Un si noble sentiment que les mœurs indiennes ont su allumer dans l'âme des mères, devient lui-même condamnable, lorsque, par une tendresse exagérée, ces dernières ne se dessaisissent pas un seul instant de leur progéniture. Quand elles sont fatiguées du bras, elles la font asseoir à califourchon sur leur hanche. C'est là, un genre de port, qu'on ne saurait trop condamner. Les affections cutanées que nous avons signalées plus haut, n'en sont pas les seuls inconvénients. Un garçon dans cette posture voit ses organes génitaux douloureusement comprimés contre l'os iliaque de la mère. Nous serions même tenté de voir dans ces traumatismes inconsciemment renouvelés plusieurs fois par jour, une cause, peut-être un peu éloignée, de ces hydrocèles vaginales, malheureusement trop fréquentes dans ces régions, et surtout, de ces hydrocèles qu'on observe chez des sujets très jeunes. S'agit-il d'une fille ? Cette attitude à une époque à laquelle les os sont encore en voie de formation, est capable de produire, on le conçoit facilement, des déviations des os du bassin dans un sens ou dans l'autre. Il n'est pas rare, en effet, de rencontrer dans l'Inde des femmes avec des bassins de Betschler ou d'autres variétés moins élégantes encore. Quoique l'esthétique ne soit pas un grand sujet de préoccupation chez les indigènes, faut-il néanmoins songer à éviter les difformités qu'on acquiert par sa propre faute, difformités qui ne resteront pas sans retentissement sur la génération future.

A cette époque d'ossification correspond la dentition. Chez l'enfant indien, ce dernier phénomène se passe sans être, en général, marqué d'incidents graves. A peine le médecin est-il appelé pour soigner une légère diarrhée, ce dévoiement si naturel au moment où ce nouveau travail d'ossification amène une modification dans tout l'organisme de l'enfant. Cette période donc de la vie si redoutée, et vec raison, dans les familles des Blancs est, au contraire, chez les ndigènes une occasion de réjouissance. A l'apparition de la première dent de l'enfant, toute la famille est en fête et se réunit pour oûter de la délicieuse crême qu'on prépare dans cette circonstance. e petites boulettes de farine de riz préalablement cuit, figurant des ents, nagent dans du lait de vache sucré, telle est dans sa simplicité

(1) Lois de Manou, liv. IX.

la composition de cette crême. En remontant à son origine, cette fête correspond à l'*anna prassanna*, cérémonie religieuse imposée par le culte brahmanique, et dont le nom exprime l'idée de donner pour la première fois des aliments solides à l'enfant. Comme, en effet, chaque âge comporte un régime différent, cette pâte qui devient progressivement plus consistante vaut certainement mieux que ce riz cuit à l'eau dont on emplit intempestivement les jeunes estomacs. Car, cette fécule qui fait la base de l'alimentation de l'Indien, demande une mastication et une chymification que les organes, débiles encore, d'un enfant ne peuvent élaborer. Combien ne serait-il pas préférable alors d'adopter ce procédé employé par les mères chinoises : celles-ci mettent dans leur propre bouche le riz destiné à l'enfant, le broient entre les dents, et, l'imprégnant de leur salive, lui font subir un commencement de digestion, par la saccharification de l'amidon, et, une fois que le bol alimentaire est ainsi transformé, elles le passent dans la bouche de l'enfant par becquée.

Mais ce qui ne saurait être, en aucune manière, approuvé, c'est cet allaitement maternel prolongé jusqu'à l'âge de 3 et 4 ans, concurremment à l'alimentation par le riz. A ce propos, qu'il nous soit permis de citer ici la conduite presque scandaleuse, pendant une consultation, d'un enfant de 5 ans qui, rentrant de l'école, accourut sus à sa mère, et se mit à la téter. La mère qui, entre parenthèses, était une excellente nourrice, avouait avec un certain orgueil, que n'ayant jamais eu que ce seul enfant, elle a toujours continué à le nourrir au sein, de peur des accidents du sevrage, et en attendant que l'âge de raison fît renoncer naturellement à son fils ce genre d'alimentation. Faisant abstraction du côté moral de cette faiblesse maternelle, nous dirons seulement que, de même que l'ingestion prématurée de riz, un allaitement prolongé au delà d'un an, quatorze mois, peut avoir des conséquences fâcheuses sur la santé de l'enfant. En effet, le lait maternel n'augmentant pas en richesse et en qualité au fur et à mesure que les besoins de l'enfant s'accroissent, l'inanition, la banqueroute nutritive, ne tarde pas à apparaître puisque les recettes ont cessé d'être égales aux dépenses. Aussi, le législateur indien a-t-il fixé la fête de *l'anna-prassanna* à six ou huit mois d'âge de l'enfant, après la dentition.

La vaccination est libre dans nos Etablissements français de l'Inde, et des primes en argent sont accordées aux enfants qui veulent bien se laisser vacciner. Les Anglais, nos voisins, ont été plus pratiques en imposant sur leur territoire cette inoculation dans les six mois qui suivent la naissance, sous peine d'amende pour les parents. Ce n'est pas que l'Indien de nos Etablissements soit rebelle à cette méthode préventive de la variole. Il en apprécie les bienfaits, et convient de sa nécessité. Mais, cette même tendresse mal com-

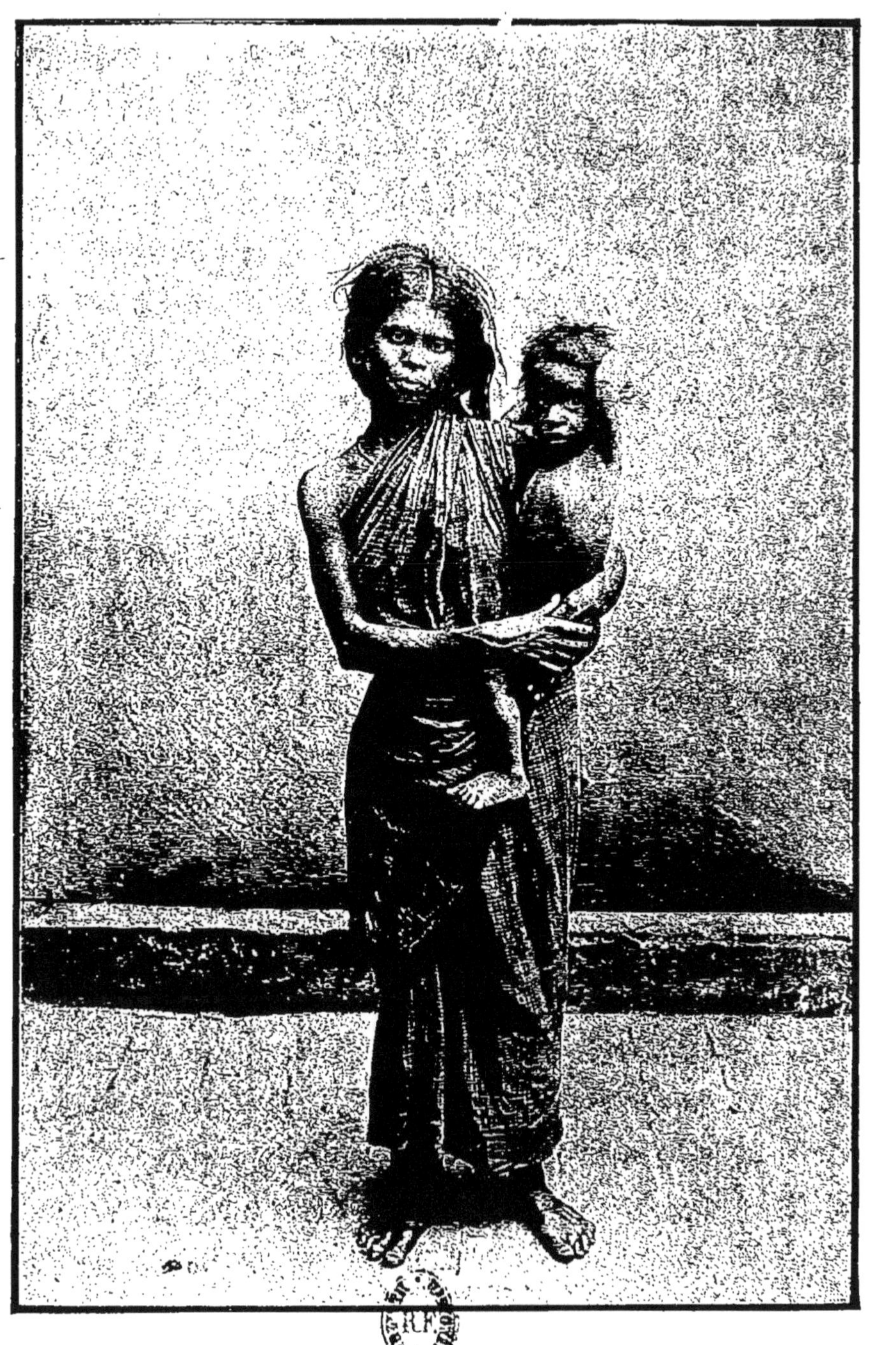

Femme indienne portant son enfant sur la hanche.

prise, ou tout au moins mal dirigée, lui fait voir tantôt que l'enfant est trop jeune ou trop faible, tantôt que la saison est trop chaude, d'autres fois que la mère qui doit s'occuper de l'enfant est fatiguée, enfin mille autres prétextes aussi futiles les uns que les autres, pour ajourner le plus possible cette opération si bienfaisante. Mais, cependant, quel temps est plus propice pour la vaccination que les premiers mois de la naissance? La faiblesse d'un enfant, son état de déchéance physique, n'est qu'une indication de plus pour immuniser par une inoculation préventive cet organisme affaibli, et, par suite, propre à recevoir toutes les maladies infectieuses; quant à la saison, pluvieuse ou sèche, elle est toujours uniformément chaude, pendant toute l'année; enfin, la fatigue d'une mère a-t-elle jamais retardé l'apparition d'une maladie dans sa famille? « La vaccination doit être « pratiquée avant que le travail de dentition commence, et lorsqu'un « bébé se porte bien, il est préférable de le vacciner après le pre- « mier mois, le plus tôt possible ». (Ellis)

Ces mêmes parents qui font preuve d'une si grande pusillanimité pour une piqûre de vaccine sur leur enfant, n'hésitent pas cependant à le livrer à des opérations plus sanglantes, quand c'est la religion ou le mamoul qui les commande. La circoncision et le percement d'oreilles en sont la preuve.

La première est tout simplement une précaution pour l'avenir, pour la multiplication de la race. Citer le nom de ce pauvre père Abraham qui resta si longtemps stérile, faute de connaître cette opération qui ne lui fut enseignée qu'à un âge très avancé par les trois médecins à qui il donna l'hospitalité, c'est dire à quelle antiquité remonte l'origine de cette opération, et quel en est le but. Bien que cette amputation ne soit décrite nulle part dans le Coran, sans doute pour ne pas faire avouer à Allah une légère imprévoyance commise par lui en façonnant le corps de l'homme (1), elle est considérée aussi indispensable à un musulman que le triple cordon à un brahme. Pratiquée par des spécialistes, la technique opératoire en est fort simple : elle consiste en un coup de ciseaux entre deux *aïats* ou versets du Coran. Le moignon est ensuite recouvert d'une pâte faite généralement de bétel et cachou. Les cris de l'enfant, toujours trop jeune pour une semblable opération, sont étouffés par un bruyant tamtam, et sa douleur consolée par une friandise.

Le procédé opératoire n'est pas plus doux dans le percement d'oreilles. Dans cette fête appelée *Carna-pouchena* où le brahme joue encore un plus grand rôle que le bijoutier, c'est le mamoul qui préside. Il est peu de gens qui croient encore qu'un trou pratiqué dans

(1) O. Houdas : L'Islamisme.

le lobule d'une oreille prévient ou guérit une affection des organes génitaux. Cette croyance qui a eu ses partisans même en France, est aujourd'hui surannée. Qu'il nous suffise de rappeler seulement que tant d'enchondromes et de chéloïdes du pavillon de l'oreille que l'on voit défiler dans nos consultations et qu'il est rare, soit dit en passant, de voir disparaître sans récidive plus ou moins éloignée, n'ont eu d'autre origine qui ce traumatisme procuré si gratuitement, et quelquefois avec tant de pompes, à l'enfant par leurs propres parents. Il est des castes, plus au sud de cette presqu'île (1), où la longueur démesurée du lobule de l'oreille qui descend jusqu'au dessous de l'épaule est un titre de noblesse. On l'atteint en y suspendant successivement des pendeloques de plus en plus pesantes. Les musulmanes, elles, ont le pavillon de l'oreille absolument criblé d'une infinité de petits trous ; la défense faite par Mahomet à la femme de se montrer le visage découvert dès qu'elle a atteint sa nubilité, n'a point pour cela atténué la coquetterie inhérente à son sexe.

La manie des Indiennes de s'affubler de bijoux les pousse à se percer même les ailes et la cloison médiane du nez où elles suspendent des anneaux plus ou moins lourds dès le jeune âge.

Les hommes portent quelquefois un semblable atour à l'aile droite du nez. Mais ce dernier n'est qu'un ex-voto dédié à la déesse Mariammane qui a accordé un héritier à la famille, ex-voto qu'on y suspend dès la naissance. En effet, quand on est menacé de rester sans postérité, le plus grand malheur qui puisse arriver à une famille indienne, on fait à la déesse Mariammane le vœu de lui consacrer le premier enfant qui naîtrait. Dès sa naissance, en effet, on roule ce dernier dans un fumier ou *couppaye* (memento homo, quia pulvis es, et in pulverem reverteris) on lui perce le nez, et on le baptise toujours du nom de *Couppoussamy*, en mémoire du *couppaye* d'où il est sensé sortir.

Les bayadères ou danseuses publiques, ces fameuses dévadâssis' qui se consacrent plus au plaisir des hommes qu'au culte des dieux, vont jusqu'à se trouer les deux incisives médianes supérieures pour y visser de gentils petits diamants ou rubis qui rendent séduisant leur sourire forcé, vénal.

Par un excès de coquetterie et dans le but de faire avoir plus tard à l'enfant une chevelure abondante et noire, on lui rase toute la tête dès le jeune âge (2). Cette pratique dont les ingénieux brahmes ont fait une cérémonie religieuse appelée *tchahoula* ou

---

(1) Du côté de Maduré et Tuticorin.

(2) « La cérémonie de la tonsure pour tous les dividjas, doit être faite « conformément à la loi pendant la première ou la troisième « année ". Manou. »

Chudavarana est d'autant plus contraire à l'hygiène que les enfants indiens sortent jusqu'à un certain âge, sans aucune coiffure ; la membrane suturale elle-même, vestige du crâne membraneux primitif, n'a pas encore acquis toute la consistance voulue pour protéger à elle seule, l'encéphale contre tous les traumatismes extérieurs. Elle a absolument besoin de ce rembourrage naturel dont elle est garnie, pour amortir les chocs, quelle qu'en soit l'origine ; et on peut avec raison attribuer à cette tonsure la plupart des fièvres cérébrales qui déciment les enfants indiens de cet âge.

La pédiatrie est l'orgueil du médecin indien. C'est là qu'il reconnaît la supériorité de son art de tâter le pouls. Jusqu'aux *dôchames*, il les diagnostique par l'artère radiale dont le battement est alors " haletant et irrégulier. "

Un de ces *dôchames* est celui qui résulte du port de l'enfant par une femme qui a son flux menstruel. Il est désigné dans les ouvrages techniques sous le nom de *mouttoudôchame*. Ses symptômes sont l'anorexie, la sialorrhée et le dépérissement. Son traitement est aussi banal que son étiologie : il consiste à attacher au cou de l'enfant une amulette qui porte l'inscription suivante sur une plaque de cuivre rouge :

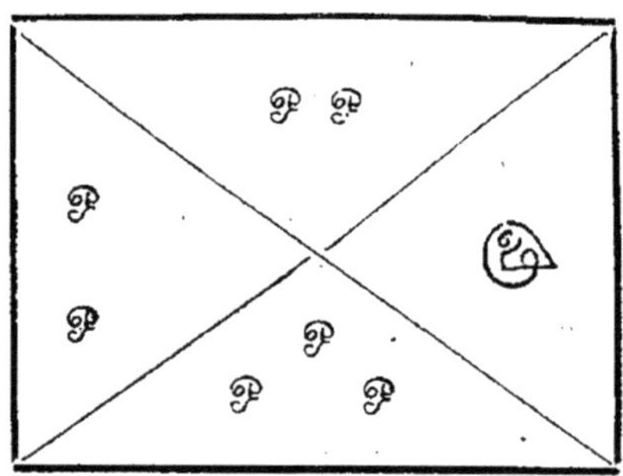

Le *térédôchame* qui n'est autre que le rachitisme, est attribué au passage d'un crapaud sur le nouveau-né, ou même sur le ventre de la mère avant sa naissance. Il est susceptible d'un traitement analogue à celui du *mouttoudôchame* ; le grimoire seul diffère sur l'amulette et porte les caractères suivants :

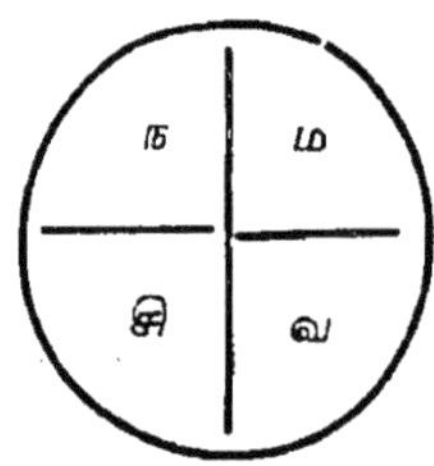

Outre les *dôchames* (1) qui, si l'on écoutait les exorciseurs, rempliraient toute la pathologie infantile, il est des maladies spéciales à cet âge, que Agastayar groupe en trois classes : les affections de l'appareil digestif, les affections congénitales et les affections héréditaires.

Les *mândames* ou gastro-entérites, au nombre de 20, selon lui, sont toutes d'origine alimentaire. Aussi, le même auteur interdit-il aux nourrices la graisse, la banane, le coco, le pois chiche, le jagre, le lait caillé, la venaison, les fécules, les graines de tamarin, les poissons de mer tels que les sphyrènes,* l'amphiprion,* le requin, enfin, toute chose lourde et indigeste.

Sans vouloir insister sur les innombrables maladies auxquelles sont exposés les enfants du premier âge, encore moins, rendre responsable de leur mortalité la thérapeutique indigène qui a son bon côté, nous ne retiendrons que quelques affections dont le traitement offre des curiosités dignes de notre attention.

Nous avons vu, dans un chapitre précédent, comment on prévenait ici la cyanose des nouveau-nés. Les moyens curatifs sont plus extravagants encore que les moyens prophylactiques : quelques gouttes (poids d'une cache) de sang de caméléon dans du lait d'ânesse ; régime rigoureux sans sel ni tamarin pour la mère. Si cette dernière pour une raison quelconque ne peut observer ce régime, Agastayar prescrit la formule suivante :

Fiente d'âne noir exprimée en jus }
Jus de feuilles d'indigotier * } à à P. E.
Huile de ricin . . . . }

M. S. A. ajouter

Acore odorant }
Oignon . . } à à P. E.

(1) Les auteurs indiens en reconnaissent 15 variétés. Une amulette commune à tous les dôchames est la suivante :

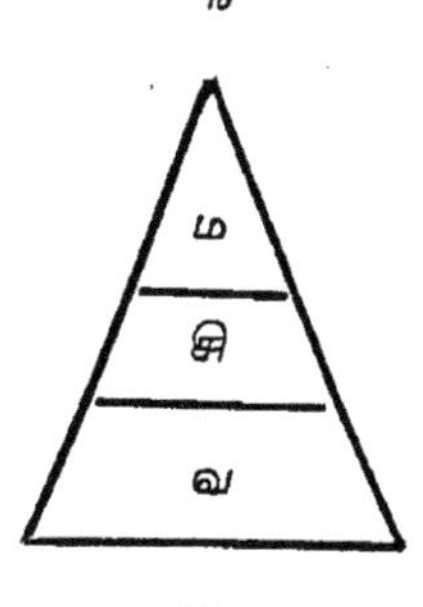

Faire bouillir - Us. int. - Un sangou par jour. (1)

La maladie désignée sous le vocable d'*Ourame* est due à un faux mouvement fait par l'enfant. Son traitement est du domaine de la massothérapie, et consiste à faire rouler le malade sur un van. Par acquit de conscience, on lui frotte également sur le corps un liniment vésicant composé d'ail et de moutarde.

La coqueluche, ce désespoir des parents, ce mal terrible dont on n'ose prononcer le nom, est une de celles qui font le plus grand nombre de victimes parmi les enfants du premier âge. Sa durée, est de trois à sept lunaisons. Son traitement consiste à faire avaler à l'enfant une cuillerée à thé (2), d'une émulsion de sphyrène, ou rat des champs, ou viande salée de tigre, ou peau de tigre, ou escargot.

———— o ————

(1) Autres formules :

Contre la cyanose des nouveau-nés.

I. — Bézoard . . . . Q. S.
Lait de femme . . . . . Une cuillerée à bouche.—Us. int.

II. — { Feuilles de lavande* . . / do liane à réglisse* / Oignon . . . . } à à P. E.

M. S. A. Broyer, exprimer le jus-Faire bouillir-ajouter
Jus de citron quelques gouttes. — Us. int. — Une cuillerée à café tous les jours.
Régime Itchapatiame pour la mère.

III. — Jus de feuilles de moronguier.
Faire bouillir - ajouter jus de citron, quelques gouttes—Us. int.

IV. — Bain:
Infusion de feuilles d'acanthe*

V. — { Beurre . . . . / Huile de ricin . . . . / do sésame . . . . / Jus de feuilles de monetia barlérioïdes } à à P. E.

{ Poivre . . . . . / Gingembre . . . / Poivre long . . . } à à P. E.

M. S. A. Exposer au soleil. — Us. int. - Poids d'un fanon. Us. ext. - En onction sur le corps
Pendant toute la durée du traitement laver l'enfant avec une infusion de :

{ Achante* . . . / Ruellia strepens } à à P. E.
Eau . . . . . Q. S.

(2) un Cajandjou.

CHAPITRE VII.

Puberté — Mariage.

En continuant à considérer l'enfant à travers ses âges, le voilà maintenant dans la rue, prenant ses joyeux ébats sans plus de souci que de costume. En effet, quelque large que soit l'exigence d'un pays tropical en matière de vêtement, on se croirait transporté au milieu des Djouangs de l'Orissa, en rencontrant sous ses pas, ces petits êtres innocents de tout sexe qui grouillent dans le sable. Leur pudeur est à peine voilée, par un morceau de chiffon large de deux travers de doigt, ou par une petite feuille de vigne, quelquefois en métal précieux, suspendu à la ceinture au moyen d'un cordon.

Appelé *Areynâname*, ce ceinturon dont l'origine est divine, puisque c'est Siva qui, le premier, s'en orna avec des reptiles que des Titans indiens, les *richis* de Târougavaname, ont excités contre lui, est obligatoire à tout Indien non seulement durant sa vie, mais encore dans sa tombe. Aussi n'enterre-t-on jamais un Indien, sans lui attacher autour des reins une corde quelconque rappelant l'areynâname. Dans la caste des brahmes, il est offert à l'enfant par son oncle maternel, le jour de la cérémonie d'*anna-prassanna*, cérémonie qui correspond à l'époque du sevrage.

Le costume adamique suspendu à ce ceinturon avec lequel ils se vautrent dans la poussière de la rue est la cause des multiples affections de la peau auxquelles sont en proie les enfants indiens du premier âge : la gale en est une des plus communes ; les vésicules classiques qui la caractérisent sont remplacées ici par des pustules énormes. L'ecthyma en est la compagne inséparable dans ces pays ; et quand l'eczéma s'y associe, on lui donne le nom de *carpang*. Cette affection impétigineuse terrible, dont les médecins indiens énumèrent 18 sortes différentes (1), consiste en une éruption polymorphe, presque toujours apyrétique ; d'une durée assez longue, de trois mois à un an, elle offre des alternatives d'atténuation et d'aggravation qui font dire aux habitants que le mal revient trois fois. Considérée dans le bas peuple comme un utile émonctoire des mauvaises humeurs, elle ne subit en général aucun traitement énergique; elle n'en est pas moins contagieuse, et même quelquefois, mortelle.

Les enfants hindous revêtent à peine un costume plus décent pour aller à l'école. Ici encore, ils sont plus souvent sur le sable

(1) Les syphilides des nouveau-nés y sont comprises.

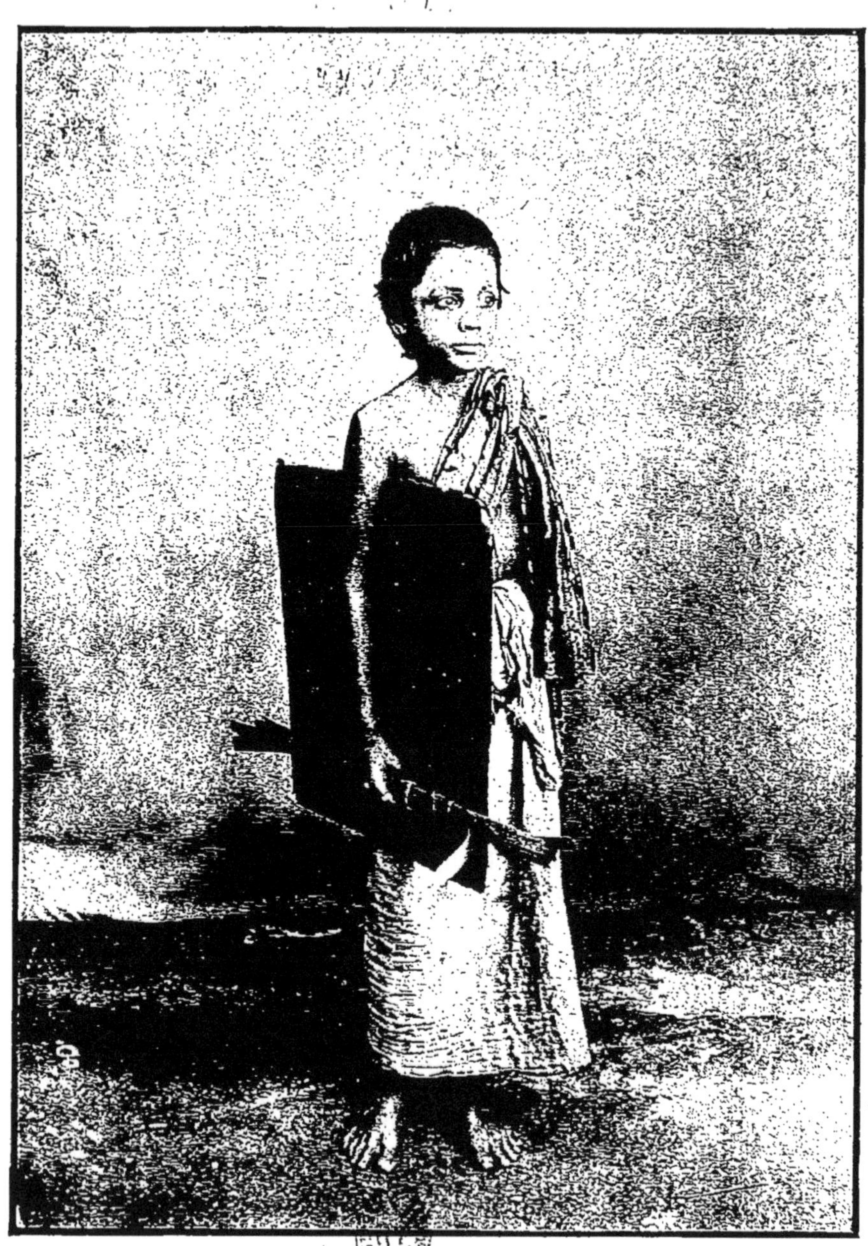

Un écolier indien.

que sur la petite natte carrée qu'on les voit emporter sous le bras en se rendant chez leur maître.

Les pédagogues indiens avec leur traditionnelle férule sont aussi terribles, sinon plus, que ceux décrits par Rabelais. Il n'était que temps qu'une judicieuse réforme dans l'enseignement primaire englobant dans son sein toutes les écoles rurales fît cesser toutes ces peines corporelles indescriptibles qu'on infligeait jadis aux jeunes écoliers : le *Kodantam* consistait en effet à pendre l'écolier par les mains au-dessus d'un stylet bien pointu piqué sur le sol, ou au-dessus d'un bûcher ; le *Koccou* (grue), du nom de l'oiseau dont on imitait la posture, consistait à se tenir sur un pied, appuyé par terre sur la main du même côté.

La cérémonie de l'*oubanayaname* ou investiture du triple cordon est la sixième des cérémonies initiatives des hommes des trois classes régénérées. Elle a lieu chez les brahmes entre 5 et 9 ans, et chez les Veissiahs et les Pantchalas, le jour de leur mariage. Les premiers commencent, à cette époque, l'étude des Saintes Ecritures et de toutes les astuces de leur métier sacerdotal.

Mais, le développement moral qu'on donne à l'intelligence de l'Indien est généralement restreint. Sitôt que le garçon est en âge d'aller travailler dans les champs, on ne néglige point son bras. La fille de qui, jadis, on n'exigeait que ces trois choses, savoir piler du riz, préparer des aliments et mettre au jour des enfants, est, heureusement, appelée de nos jours, à partager les bienfaits de l'instruction. Il y a environ 500,000 filles qui fréquentent les écoles, et ce nombre ne fait que s'accroître tous les jours. Jusqu'à la musulmane, jadis excommuniée à jamais de la vie intellectuelle, toutes les castes se laissent entraîner par le courant envahisseur de l'éducation morale de la femme. Mais la petite Indienne atteint trop tôt sa nubilité pour continuer ses classes, et il y a bien peu de familles qui la laisseraient aller à l'école à partir de cet âge. La symbolisation de l'instruction sous la forme d'une femme, la divine *Saraswati*, imaginée par les brahmes, n'a point réussi à abolir le préjugé qui fait de la connaissance des beaux-arts chez la femme, une prérogative de la caste des dévadâssis.

« La puberté, dit M. Motard, couvée par les feux du soleil équatorial éclot avant la raison, et une jeune fille est souvent mère à 11 ans et même à 9 ans. » Sans tomber dans cette exagération, il nous faut cependant avouer que la puberté est précoce dans l'Inde, et la menstruation apparaît, en général, à l'âge de 12 ans. C'est, du reste, l'âge que l'Eglise catholique a fixé pour le mariage des filles dans ce pays. Quand, par exception, une jeune fille dépasse ses quatorze ans sans atteindre la puberté, elle est traitée comme une malade.

Amers et ferrugineux lui sont administrés à profusion. Les feuilles d'absinthe qui sont considérées comme un désobstruant et un anti-spasmodique puissant sont particulièrement préconisées dans un semblable retard dans l'apparition des règles.

A cette époque de la puberté, un changement brusque se fait dans les habitudes, dans la manière de vivre de cette personne hier encore enfant, et aujourd'hui, apte au mariage, à la procréation, à toutes les grandes péripéties de la vie humaine. Cette éclosion de la jeune fille à un nouveau genre de vie est annoncée *urbi et orbi* au son du tamtam. Les fêtes succèdent aux fêtes; les festins se multiplient; les cadeaux s'échangent, et le troisième jour de l'apparition du flux menstruel, toutes les femmes mariées du quartier se réunissent pour faire prendre un bain à la jeune fille. En écartant tout le côté pratique de cette réjouissance qui, quoique peu décente, n'est faite que pour donner de la publicité à cet événement précurseur d'une union matrimoniale, arrêtons-nous un instant à ce bain forcé qu'on fait prendre à la jeune fille dès le 3e jour. C'est là, sans nul doute, la source de tant de maux secrets dont souffre la femme indienne. Rien de plus contraire, en effet, à la physiologie que ce bain inopiné dans le cours de la menstruation. Certes, il est hors de doute que la propreté du corps est un facteur essentiel de la bonne santé. Mais qui ne trouvera dans ces bains prématurés une exagération de ce système? Que de suppressions de règles, que de dysménorrhées, que de névroses et d'infirmités sont dues à cet empressement qu'on met à plonger dans l'eau un organisme où s'accomplit un des plus grands travaux physiologiques du corps humain!

Ce souci de la propreté est poussé dans ses derniers retranchements dans les familles brahmines, où la jeune fille ou femme, dès l'apparition du flux menstruel, est reléguée dans une cellule, hors de la maison, comme une bête immonde, sans aucune communication avec personne. Pendant toute la durée de cet état, elle ne doit même pas regarder ses enfants, dit Vêda-Viassar dans le *Padmapouraname*. Inutile d'ajouter qu'ici, comme ailleurs, la durée d'une menstruation est fixée à trois jours, et la femme n'est réintégrée dans son domicile qu'après un grand bain, conformément aux rites prescrits dans le *Padmapouraname*, et des poudjahs purificateurs.

Un tel rigorisme ne fut point sans donner lieu à l'excès contraire. Les sectaires de Siva dans leur enthousiasme à spiritualiser le *lingame*, s'égarèrent dans les voies du mysticisme et de l'idéalisme le plus outré. Loin de reconnaître la souillure occasionnée par cette infirmité temporaire de la femme, ils lui attribuèrent une origine divine, puisque la ligne rouge de leur *nahmame** feminæ fluxum menstruum fingit.

Ces deux mœurs si opposées n'ont qu'un seul point de ressemblance : elles prescrivent toutes les deux à cette époque, du repos et de la propreté à la femme indienne qui est loin de se livrer exclusivement à la culture des beaux-arts dans son intérieur.

La puberté est, nous l'avons vu, très précoce dans l'Inde ; la cérémonie nuptiale la suit de près, quand elle ne la précède pas. Dans ce pays polygame à outrance (1), la plus importante affaire pour un Hindou, c'est, en effet, le mariage. Un homme qui n'est pas marié est regardé comme sans état et nuisible à la société, et pour la femme la cérémonie du mariage remplace le sacrement de l'initiation prescrit par le vêda (2).

D'après le Sastra de l'Inde, l'époque du mariage pour les garçons est de 18 à 30 ans et pour les filles 10 ans, avant la puberté : c'est ainsi qu'on garantit la virginité de la fille.

Chez bien des peuples primitifs, on a soin, comme dans l'Inde, de marier les jeunes gens de bonne heure dans le but unique d'éviter le libertinage. Les Japonais, eux-mêmes, peuple si admirablement doué, suivant quelques auteurs, préconisent les mariages précoces, si on ne veut point avoir, disent-ils, des fruits caducs. En effet, le recensement de 1900, le dernier qui a eu lieu dans l'empire du Mikado, a permis de relever pour cette année 346,590 mariages. Parmi les jeunes gens qui ont conclu cette union matrimoniale, il y en a 42 qui n'avaient que 15 ans, 759—18 ans et 5,484—17 ans. Les jeunes gens mariés à l'âge de 19 ans étaient au nombre de 17,406. Dans quelques castes de l'Inde, on va jusqu'à prendre les enfants dans le sein de leur nourrice et les unir par le consentement mutuel des parents. Cette parodie du mariage n'en est pas moins une union légale devant la loi de Manou, et n'en lie pas moins les deux êtres inconscients pour toute leur vie.

Mais, si des questions d'intérêt politique ou pécuniaire ont pu faire sanctionner de telles alliances par des législateurs distingués comme Manou et Mahomet, au point de vue médico-physiologique, on ne saurait admettre qu'un utérus fût appelé à concevoir avant l'âge de 15 ans.

Cette précocité du mariage dans l'Inde est d'autant plus déplorable que l'organisation sociale du pays ne permet point des alliances éloignées. D'après la loi de Manou, une fille ne doit se marier qu'avec son oncle maternel quels que soient l'âge, les défauts, les infirmités et la pauvreté de l'un ou de l'autre parti. Elle ne peut

---

(1) La polyandrie n'est admise que chez les Naïrs du Malabar, et les Kanaorriens de l'Hymalaya.

(2) Manou : liv. II. Sloca 67.

convoiter une union étrangère, que s'il plaît à l'oncle de renoncer à sa main. Et quand cette autorisation s'obtient, la caste, cette hiérarchie du mépris, élève des barrières infranchissables et rétrécit le cadre des alliances. Les trois classes régénérées, dit le législateur, ne peuvent, dans le Kaliyouga,' épouser les femmes de caste étrangère à la leur. Cette *angustia loci* oblige donc toujours les Hindous à des unions consanguines, qui n'ont rien de conforme avec la logique ni l'hygiène, et sont la véritable cause de l'abâtardissement de cette race.

En général, tous ces mariages sont des mariages de raison et imposés par la volonté des parents, quand ce ne sont pas les parents des deux partis qui prononcent le serment de fidélité pour leurs enfants. Ainsi, dès la naissance d'une fille, les parents qui ont le droit d'aspirer plus tard à sa main pour leur fils font les préliminaires des fiançailles en faisant cadeau à la nouveau-née d'un berceau indien appelé *Hênnay*. L'acceptation de ce cadeau crée entre les deux familles des obligations réciproques qu'on ne peut enfreindre sans motif grave.

Le code musulman reconnaît au père de famille un droit analogue : c'est celui dit de *djebr* " En vertu de sa puissance paternelle, " il lui est permis de marier ses enfants sans leur avoir au préa" lable demandé s'ils y consentaient " (1).

Mais ces prérogatives attribuées au père par les lois hindoue et musulmane, afin qu'il puisse contracter alliance avec les familles dont il a intérêt à être l'ami, et empêcher aussi que, par des mariages d'inclination, ses enfants ne lui créent de graves embarras, ne sont pas sans avoir leur correctif. A côté du *Pressabatiame*, Manou a institué le *Candarvame* (2) ; c'est le véritable mariage d'amour ; on n'a pas besoin du consentement des parents pour le contracter, et le fruit de cette union n'en sera pas moins considéré comme légitime. Cette sorte de concubinage légal, permise uniquement à la classe des gouvernants, aux Kchatrias, est tolérée dans toutes les castes.

Le Coran qui émancipe de l'autorité paternelle les garçons dès qu'ils ont atteint leur entière puberté et les filles dès l'instant de leur premier mariage, délie, par le fait même, les conjoints musulmans de l'obligation de rester soumis au régime du djebr.

Les jeunes époux n'entrent en ménage qu'après avoir atteint la puberté. La consommation du mariage qui, dans la caste des Namboudiris donne, à en croire l'abbé Dubois, lieu à une coutume abo-

(1) O. Houdas : Op. cit.
(2) Lois de Manou : liv. VIII.

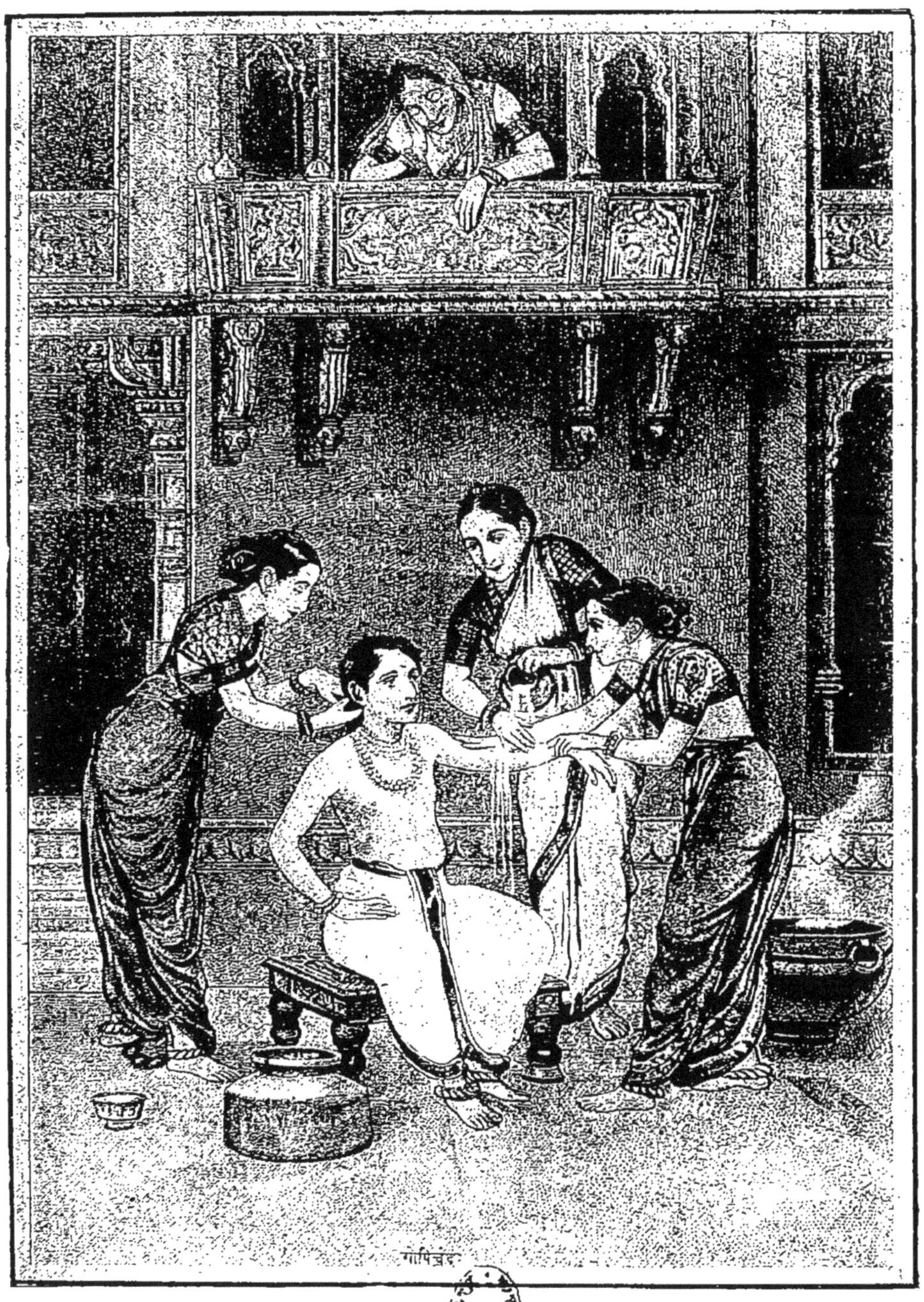

Une cérémonie de mariage.

minable et qui révolte la nature est, en temps ordinaire, une nouvelle occasion de fête chez les Hindous. " Au jour indiqué par le brahme pourohita pour cet acte important de la vie, parents et amis se réunissent dans un grand festin. Après avoir célébré les poudjahs habituels (Sandi * et hômame *) on embellit les jeunes époux de leurs plus luxueuses parures ; et choisissant une heure propice dans la nuit, on les laisse s'épancher en présence de toute la famille, tandis que les assistants doivent faire semblant de ne pas les regarder ". (1)

Cette réjouissance est suivie, le lendemain au réveil, d'un grand bain purificateur auquel sont astreints les nouveaux époux. Chez les musulmans, la lune de miel dure plus longtemps, et les époux sont enfermés dans une chambre pendant 40 jours comme dans une prison, sans autre liberté que celle de s'aimer.

Innombrables, compliquées et dispendieuses, sont les cérémonies qui précèdent, accompagnent et suivent un mariage indien. Car, dans l'Inde, l'éclat du mariage est le grand orgueil, la folie vaniteuse des classes riches. Mais ces cérémonies qui occupent une place prépondérante dans les fastes de la famille n'offrent qu'un intérêt financier : " La Dahima a vidé ses coffres pour les noces de " sa fille, dit un chant tamoul, mais elle les a remplis des louanges " du genre humain ".

Au nombre des divers jeux qu'on organise dans une maison de mariage, afin de dresser les jeunes époux à la joie de la vie conjugale, il en est un qui est un peu excentrique : c'est celui de se jeter, réciproquement de l'eau de safran sur le corps. Cet amusement peu conforme au souci de propreté des Indiens est très en honneur dans quelques castes, et oblige les joueurs à prendre des bains fréquents et impromptus.

——— o ———

(1) Munissamymodeliar : Prabantcha yuthpathi.

CHAPITRE VIII.

Habitation indienne - Mobilier

L'habitation de l'Indien varie un peu selon ses moyens pécuniaires. C'est ainsi que dans ces régions, on rencontre un horrible mélange de sombres réduits où l'on n'entre qu'en rampant, et de palais luxueux où aucun confort ne manque. Mais, dans cette classe moyenne de la population qui sert à notre étude, classe dont les aspirations sont plutôt modestes, la maison, peu ou point élevée au-dessus du sol, (1) est, en général, construite en briques cuites au four. La pierre serait certainement meilleure, puisqu'elle permettrait de donner aux murailles une épaisseur qui garantirait de la chaleur l'intérieur des appartements. Mais, depuis le jour où la noble ambition des Radjahs de l'Inde de léguer à la postérité des monuments qui devaient l'étonner, pendant des siècles entiers, par leur hardiesse et leur solidité, s'est éteinte avec leur indépendance, nul ne songe à utiliser la pierre ou le granit pour les constructions. Du reste, leur rareté, leur cherté, la paresse de l'ouvrier indigène, tout les rend inabordables pour les particuliers, si ce n'est dans le cas où un orgueilleux fanatisme les pousse à ériger des temples aussi durables que les immortels qu'ils sont destinés à abriter.

Le sol est également pavé de carreaux en terre cuite, ce qui entretient dans la maison, une agréable fraîcheur. Les murs sont peints en blanc ou en jaune, couleur de la gaieté et du bonheur dans l'Inde. Il vaudrait sans doute mieux les peindre en gris, couleur qui amortirait l'éclat des rayons lumineux du soleil dans l'intérieur, et empêcherait au dehors cette ardente réverbération qui aveugle les passants sur les routes.

Le toit est recouvert de tuiles creuses en terre cuite, reposant sur une charpente en bois. Cette toiture qui permet la filtration constante de l'air extérieur dans la maison, tout en empêchant le soleil et la pluie d'y entrer, serait le rêve dans ce climat, si elle ne devenait bientôt un nid à scorpions, mille-pattes, araignées et autres insectes venimeux.

---

(1) « La maison doit être élevée au-dessus du sol d'au moins 1m. 50 à 2 mètres » Kermorgant : Précautions les plus indispensables à prendre aux pays chauds.

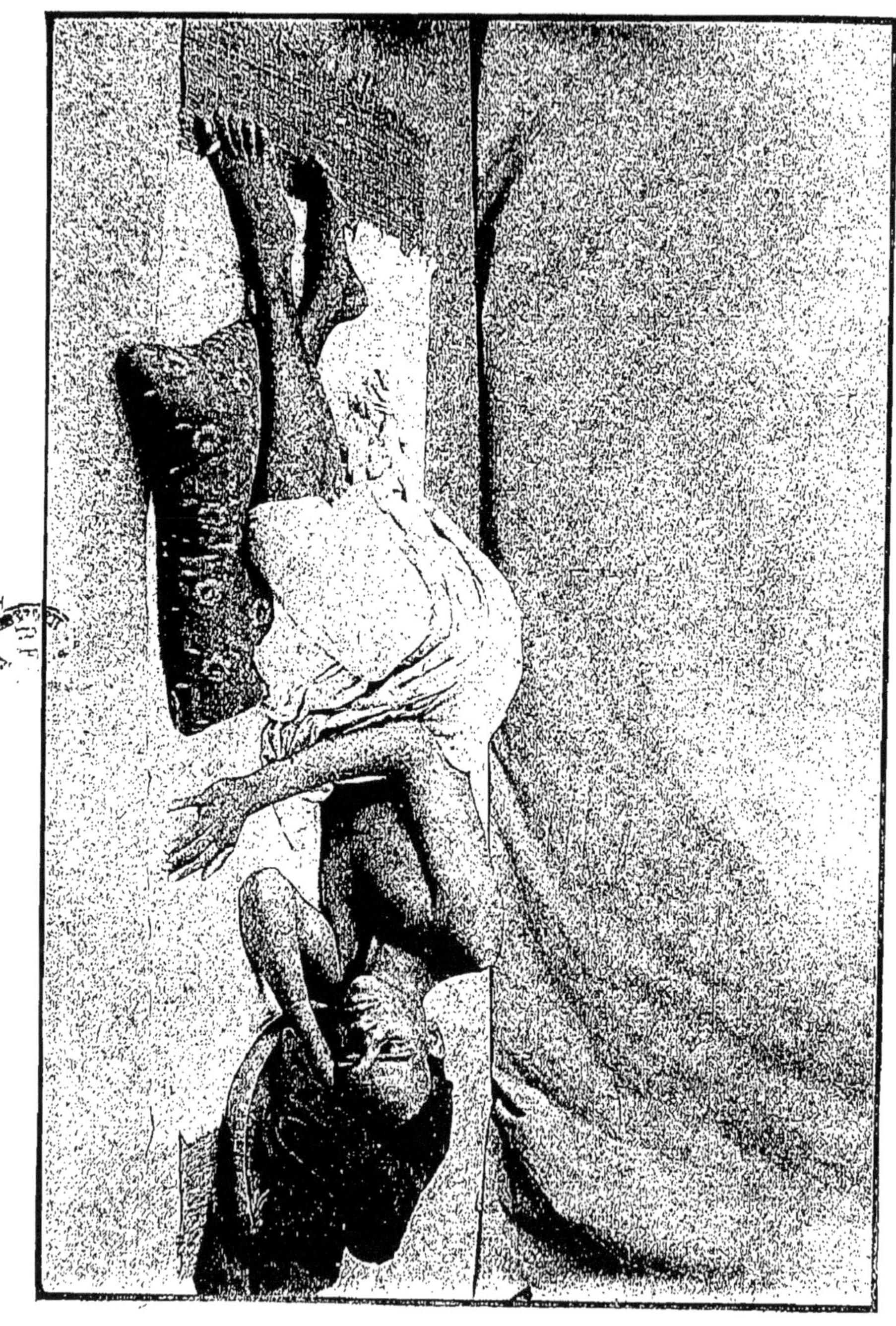

Les toitures en tôle ondulée dont l'usage commence à se répandre, à cause de la facilité du transport et de la mise en place, rendent la maison très chaude, quand elles ne sont pas doublées d'une paroi en planches ou en briques.

L'entrée principale de la maison donne immédiatement sur la rue, boueuse l'hiver, poudreuse l'été; il n'y a guère que les Anglais qui ont su mettre à profit la magnifique verdure de ce pays. Des allées très belles coupant en de gracieuses arabesques des pelouses toujours vertes aboutissent à une maisonnette à la fois pittoresque et confortable que des figuiers majestueux dérobent à la vue des passants. C'est derrière ce rideau d'arbres que l'humour froide de ces fils d'Albion se berce dans une molle solitude.

L'ornement architectural des maisons indiennes est des plus communs. Il varie selon la secte religieuse du propriétaire.

Il n'en est pas de même de l'orientation des maisons qui est plus uniforme. « En règle générale, dit l'Hygiéniste européen (1), la « maison devra offrir ses plus petites surfaces au soleil : il faudra pour « cela l'orienter Est ou Ouest, en l'inclinant légèrement au Nord ou « au Sud, suivant les brises régnant dans la région. » Telle est aussi la loi imposée par le Sastra de l'Inde. Tombée en désuétude dans les grandes villes, elle n'en est pas moins respectée dans les bourgs où la symétrie et l'alignement font sourire les habitants. Sur le littoral de la mer, la grande façade de la maison est exposée à la brise rafraîchissante du large. Dans l'intérieur des terres, la préférence est toujours donnée au côté Sud. Le vent du Nord est réputé ici à juste titre être vent de mort, puisque, à son apparition, les endémies semblent acquérir un accroissement de virulence, à cause de la force et de l'humidité des vents qui soufflent de cette direction. Aussi n'est-il pas rare de rencontrer dans ce pays de spacieuses chauderies, de somptueux bangalows, ayant le dos tourné aux routes, et où l'on n'entre que par un long détour.

Les deux bancs en maçonnerie appelés *poyals* qu'on rencontre sur le devant d'une habitation indienne constituent le lieu de réunion des hommes dont la présence dans l'intérieur de la maison gênerait la timide vierge hindoue. Ils servent en même temps d'abri sacré et inviolable pour les voyageurs surpris par la nuit et les vagabonds sans gîte.

En entrant donc dans cette maison qui est souvent réduite à un rez-de-chaussée, la vue de l'Européen est frappée par une vaste cour qui se trouve située au milieu de la maison. C'est par-là que l'air et

(1) Kermorgant : Op. cit.

la lumière pénètrent à flots et assainissent ce logis où la femme pudibonde par tradition, doit désormais vivre cloîtrée toute sa vie, sans autre promenade ou distraction que ses occupations habituelles de ménage. Cette cour est encore plus nécessaire dans les habitations musulmanes, véritable geôle où la femme, captive résignée, volontaire, s'étiole et se flétrit dans une longue inanition.

Ce puits à air, selon l'heureuse expression du Dr Huillet, affecte, en général, une forme carrée; quand on peut lui donner une forme rectangulaire, c'est toujours de l'Est à l'Ouest qu'est disposé le grand diamètre afin de permettre à l'astre du jour de baigner cette habitation le plus longtemps possible de ses rayons bienfaisants. Il est encadré de 3 ou 4 varangues sur lesquelles s'ouvrent les différents appartements; et une conscience médicale reste satisfaite de cette disposition, lorsque toutes les ouvertures, portes et fenêtres, des chambres sont suffisamment larges, et la toiture élevée, afin de compenser par la quantité, la qualité de l'air dilaté et raréfié dans son oxygène.

“ Les cuisines sont, en général, séparées du corps de logis “ principal, heureuse installation qui diminue la chaleur des ap- “ partements, et affranchit les visiteurs du tableau peu ragoûtant “ de cet endroit si mal tenu en général (1). ” Le foyer y est toujours placé en un endroit appelé le côté du dieu du feu. *Vanni* ou agni, le seul dieu commun à toutes les sectes religieuses du pays, a, en effet, sa place marquée dans la maison. Fils aîné de Brahma, c'est lui qui présida à la création du soleil, de la lune et de tous les astres du firmament. Les trois fils qu'il eut de son mariage avec *Souvagay*, ne sont, sous les noms de *Pavaganema, Pavemaname* et *Soussi*, que l'éclair, le feu terrestre et la chaleur du corps. Son sanctuaire où, selon les Vêdas, doit se passer la moitié de la vie de la femme indienne est entouré de beaucoup de respect; il est même orné de fleurs et de guirlandes de temps en temps; mais il n'est point pour cela, l'endroit le plus propre, ni le plus sain de la maison. Les murailles sont noires et enfumées; le carrelage est le plus souvent défoncé et plein de flaques d'eau croupissante; de pénibles relents d'huile rance empuantissent l'atmosphère; la malheureuse cuisinière, elle-même, courbée sur le four placé au ras du sol, épuisée à force de souffler sur les tisons, aveuglée par la poussière et asphyxiée par la fumée dont le dégagement ne se fait que dans les intervalles des tuiles en faisant voltiger une suie abondante, est loin de bénir le Prométhée indien et son présent. Les combustibles consistent toujours en bois et en bouse de vache séchée.

(1) Dr. Huillet : Op. cit.

Les eaux ménagères qui vont se répandre dans la rue ou dans le jardin situé derrière la maison forment un cloaque aux flots écumeux et croupissants ; un monceau d'ordures et de détritus végétaux pourrissant sur ses rives y ajoute ses exhalaisons fétides. C'est là que les crapauds fixent leur demeure et sanglotent toute la nuit, jetant leur plainte étrange d'harmonica. C'est là que les serpents attirés par ces coassements établissent leur quartier général. Véritable bouillon de culture, c'est là que les colonies microbiennes de toute sorte florissent et se multiplient triomphalement.

Ne cherchons pas les latrines dans les habitations indiennes. Elles sont situées en dehors de la maison, en plein air. Communes à tout le quartier, elles consistent en un terrain vague, aux abords d'un étang, souvent contigu aux murs de la ville. La vidange y est faite par les corbeaux ou les cochons, " ces pauvres animaux si " calomniés, qui sont, sinon les plus intéressants, au moins les plus " soucieux de la propreté. Ils assurent le service de la voierie, en " dévorant les immondices (1). "

Le mobilier de la maison est simple. Un ou deux fauteuils pour les hommes seulement, puisque la femme n'a pas encore dans ce pays le droit de s'asseoir à la même hauteur que son mari. Etrange sujétion accordée par la femme et reçue par le mari plutôt qu'exigée ! C'est pour ne point souiller le parquet où cette femme doit s'asseoir, que les Indiens ôtent leurs sandales au seuil même de la maison, quand ils rentrent chez eux. Le soulier de l'Européen en qui, hélas ! on ne voit encore que le terrible conquérant de la veille, est quelquefois toléré. Mais la souillure occasionnée par ce payen, mangeur de bœuf, que les institutions sociales de l'Inde mettent à peine au-dessus du pariah, ne dure que le moment de son passage, et vite, on badigeonne après son départ, l'endroit où il a passé, avec de la bouse de vache.

Ce badigeonnage du parquet des maisons indiennes avec de la bouse de vache n'est point approuvé par toutes les consciences médicales. Mais cependant la quantité de sel de potasse et d'ammoniaque qu'on trouve dans les excréments de la race bovine en fait un désinfectant économique. On parvient, à peu de frais, à nettoyer les endroits nauséabonds, et à en chasser les innombrables petites mouches qui s'y donnent aussitôt rendez-vous. Le législateur indien, afin de combattre l'instinctive répugnance de l'homme pour cette matière a rattaché au *Koméame*, urine et fiente de la vache, des idées religieuses. Jadis les théosophes et, après eux, les poètes, pour louer la douceur, la bonté et la munificence de Siva, le représen-

(1) Dr. J. Régnaut, médecin de la marine : Hygiène chez les Chinois.

tèrent assis sur le dos d'une *Kô* (vache), blanche comme la neige, aux cornes d'or et au pis gorgé de lait. Manou utilisa ce symbole pour vanter les vertus du Koméame et en faire un mélange purificateur.

Il alla jusqu'à reconnaître à la vache le droit d'habiter le principal corps de logis de la maison. Ce voisinage qui impose au personnel de la maison l'obligation de prendre un soin assidu de cet animal si utile, a l'immense inconvénient, non seulement d'entretenir une boue immonde dans la maison, mais de dégager constamment une pénétrante odeur ammoniacale qui n'a rien d'hygiénique pour l'homme.

Là où le badigeonnage du parquet avec de la bouse de vache devient également répugnant, c'est au moment des repas, dans la salle à manger. Partout ailleurs, les mœurs indiennes imposent ce moyen de désinfection, de même que le balayage de la maison, matin et soir, puisque, faute de mobilier, c'est le sol qui se prête à tous les usages.

Les musulmans n'admettent point ce genre de désinfection, et leur religion leur en ferait un crime, s'ils touchaient seulement du bout des orteils la fiente de la vache,

La literie dans la famille indienne se compose en général d'une natte en jonc et d'un oreiller en coton. Le Sastra de l'Inde s'oppose à tout autre genre de couchettes sous peine de malheur. L'inutile et routinière paillasse n'existe pas ici. L'usage du matelas sans superposition d'une natte est à proscrire : au bout de quelques heures, il se réchauffe par le contact de votre propre corps, et congestionne inutilement vos organes, quand, mouillé par votre propre sueur, il n'entretient pas sous le corps une humidité dangereuse.

« Les petits traversins ou coussins, appelés demoiselles, qui se « placent entre les membres, pour les isoler l'un de l'autre et dimi« nuer la chaleur (1) » sont, à notre avis, un luxe embarrassant.

La moustiquaire est presque inconnue dans le Sud de l'Inde où elle serait un obstacle à la ventilation. L'heureuse habitude qu'on a de promener tous les soirs, dans toutes les chambres, du camphre et de l'encens brûlé, en écarte les moustiques, tandisque, dans la journée, les libellules carnassières donnent la chasse à ces ennemis ailés, véhicules du paludisme.

Inutile d'insister sur l'orientation à donner à la couchette, décrite avec tant d'éloquence dans le *Karkéar-vâkiam* et le *Vichenoupouraname*. Tous défendent de se coucher dans la direction tête Nord.

(1) Dr. Huillet : Op. cit.

Dans le mobilier des habitations indiennes, n'oublions pas le crachoir dont le rôle est immense dans la prophylaxie des maladies contagieuses. Consciencieusement lavé tous les matins, il est presque un meuble de luxe, et consiste en un vase en cuivre le plus souvent. Cet ustensile, que des lois ont été obligées de prescrire en Europe, ici, vous en trouvez un dans chaque coin du *durbar*. Il fait partie des meubles qu'on donne en dot à la femme hindoue, au moment de son mariage.

L'éclairage des maisons indiennes offrent peu ou point d'intérêt au médecin, depuis que le pétrole s'est introduit dans ces régions. Tout ce qu'il y aurait à souhaiter, c'est l'exclusion de ces petites lampes à main, sans abat-jour, ni verre, qui dégagent une fumée pestilentielle. Le courant d'oxyde de carbone qu'elles établissent dans la chambre est l'unique raison qui peut militer en faveur des médecins empiriques qui interdisent le pétrole dans la salle de leurs malades.

Que dire du panka, ce meuble si bienfaisant dans les pays chauds! « Il permet de manger, car il tempère la chaleur et la " transpiration qui, dès le commencement du repas, et après l'ab- " sorption des premières boissons montent vers la tête sous forme " de bouffées, et coupent le peu d'appétit qui vous reste. Grâce à " lui, on peut se livrer au plaisir de lire et d'écrire en liberté, sans " arroser son livre ou son papier de la sueur de son front ou de " celle de sa main (1). » Mais cette invention qui n'a d'indien que l'étymologie de son appellation n'est encore qu'un luxe des grandes villes. Il n'a point pénétré dans les villages où cet original éventail indien fait en feuilles de palmier, procure à peu de frais, la même fraîcheur et le même bien-être que le panka qui orne les appartements des riches.

———o———

(1) Dr. Huillet: Op. cit.

CHAPITRE IX.

Vêtement — Ablutions.

Le vêtement, comme le dit le Dr Huillet, est le complément de l'habitation. Ici encore le législateur indien a fait adopter à son peuple le costume le plus conforme au climat et le plus approprié à son genre de vie. " La matière première, la couleur blanche, " l'ampleur, et, comme le fait remarquer l'abbé Dubois, l'absence " de toute couture (1), ce qui permet des lavages faciles et répé- " tés, tels sont les avantages qu'il présente (2). "

En effet, le costume des autochtones de ce pays n'a consisté qu'en de grands pagnes en cotonnade blanche, gracieusement drapés sur le corps, sans aucune entrave à la libre circulation de l'air sous leurs plis. Mais les civilisations musulmane et européenne qui se sont succédées dans cette presqu'île l'ont modifié, chacune à leur tour, et ont introduit des vêtements supplémentaires, tant chez l'homme que chez la femme. Dans tous les cas, larges et flottants, ils remplissent tous les conditions prescrites par M. Fonssagrives. " Il faut, dit ce grand maître d'hygiène, qu'un bain d'air isole les " différentes enveloppes vestimentaires les unes des autres, et joue " le rôle de celui qui sépare les deux châssis d'une fenêtre, et qui, " à raison de son imparfaite conductibilité, ne permet pas dans " l'hiver la déperdition du calorique intérieur de nos appartements, " et s'oppose dans l'été, à ce que la chaleur extérieure y pénètre. " Quand les vêtements sont serrés et appliqués à la peau, ils lui " transmettent directement le calorique qu'ils absorbent, et en " diminuant l'évaporation de la sueur, ils entravent l'action réfri- " gérante salutaire qu'elle produit sur l'économie ". Que le progrès dont le courant entraîne les citoyens des grandes villes vers le costume européen, ne leur fasse point oublier ce précepte hygiénique.

Le costume général de l'homme dans cette partie de l'Inde, se compose d'un *chomin* blanc qui, attaché autour des reins, descend plus ou moins bas au-dessous des genoux, d'un *angavastiram* de même couleur dont il se couvre le corps, et d'un turban qui s'adapte si bien à son genre d'arranger les cheveux, comme nous le verrons plus loin. Un petit carré de linge appelé *langoutti* " passé " entre les cuisses et dont les deux bouts se replient en avant et en

(1) L'aiguille était inconnue aux Indous avant l'invasion mahométane. (Esquer : Les castes dans l'Inde.)

(2) Dr. Huillet : Op. cit.

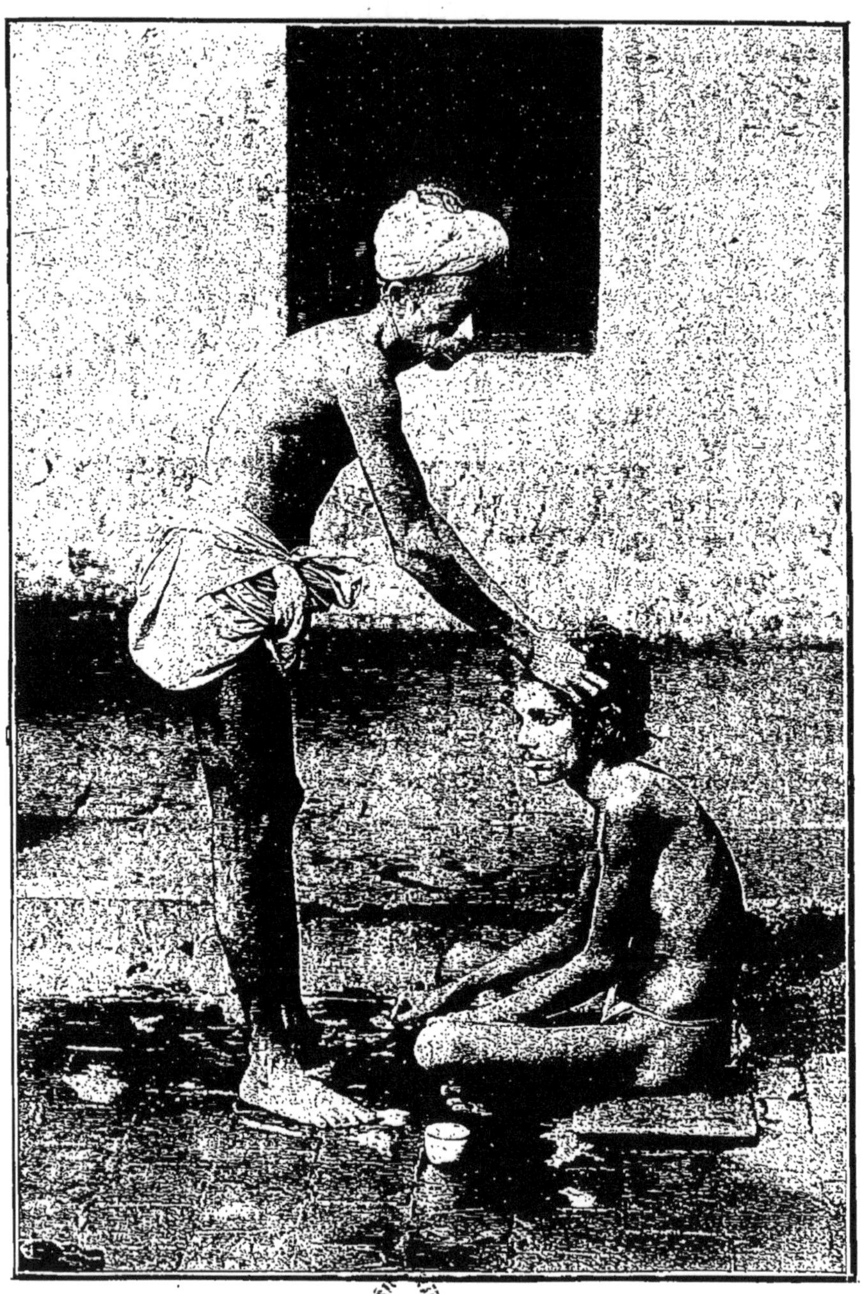

Massage avant le bain.

" arrière (1) " retenu par le fameux Areynâname, ou ceinturon, soutient très avantageusement les bourses. Dans la caste des brahmes, la prise de ce vêtement complémentaire fait partie de la cérémonie de *l'oubanayaname* (2) et montre, à peu près, à partir de quelle époque il est porté. Le musulman qui ne l'a point encore admis au nombre de ses vêtements est celui qui paie la plus grande part aux hydrocèles et éléphantiasis du scrotum.

L'heureux usage d'une chemise que ce dernier a adoptée depuis longtemps se répand de plus en plus parmi le peuple hindou proprement dit.

Le costume des femmes indiennes de cette région est un des plus gracieux du monde entier. L'étroit pagne arachnéen des femmes bengalies que, dans leur langage imagé, ces dernières appellent " rosée de la nuit " est remplacé dans le sud de l'Inde par une étoffe d'un tissu plus dense et de couleur vive, souvent bariolée de jaune. Il mesure ordinairement 16 coudées de long sur deux et demie de large. S'attachant à la taille de la femme, il serre ses larges flancs, descend en flots épais jusqu'aux chevilles lourdes d'anneaux, se relève par devant en un large feston, remonte sur le corps dans un gracieux abandon, recouvre la poitrine de bas en haut, et passe en sautoir au-dessus de l'épaule gauche ou droite selon la caste ; de là, s'échappant sur le dos en de fines gerbes, il est ramené de nouveau sur la hanche où un de ses bords se glisse et se perd, en étalant ses dessins d'une nuance différente de celle du fond. C'est de cette extrémité libre de leur pagne que les femmes se couvrent la tête, quand elles sortent.

La jupe qui est une importation européenne, fait mode dans les castes où le pagne n'est pas ajusté en forme de pantalon, comme chez les Brahmines, les Chettys et les Fleuristes. Elle n'a que le défaut de tendre vers la crinoline dans les classes riches, par ses volants et ses garnitures. Le véritable pantalon n'est porté que par les bayadères ou dévadassis pendant qu'elles exécutent leurs danses lascives et voluptueuses, si appréciées des Indiens et que le Kandarouvêdame a érigées à la hauteur d'une science. Il est alors en soie, reluisant sous la mousseline aux franges d'or, fine, claire, transparente comme une dentelle qui entoure sa taille.

Il n'y a guère que le *ravoukai* qui semble échapper aux principes de l'hygiène tropicale. Cadeau de la civilisation musulmane, il constitue une sorte de justaucorps à manches courtes et étroites, ne dépassant pas le creux épigastrique. Légèrement échancré en

(1) Dr. Huillet : Op. cit.
(2) Entre 5 et 9 ans.

avant chez les Hindoues, en arrière chez les Musulmanes, il se moule sur le thorax et soutient la gorge sans la déformer. Il remplirait un rôle éminemment bienfaisant, si une imitation exagérée ne le poussait vers le meurtrier corset européen, et s'il pouvait descendre plus bas sur le corps, de manière à couvrir tout le tronc sans, toutefois, comprimer aucun organe. Cette partie du vêtement de la femme indienne, qui n'a rien de commun avec le mamoul, est cependant tombé dans l'inextricable lacis des us et coutumes, et une mère de famille qui marie sa fille aînée ne peut plus continuer à porter le ravoukai. Ce n'est là qu'une revanche de la coutume barbare qui obligeait jadis cette mère de famille à subir dans cette circonstance l'amputation de 2 phalanges à l'index et au médius de la main droite.

Par-dessus ce triple vêtement, la femme musulmane se recouvre d'un large manteau blanc, de la tête aux pieds. C'est derrière ses plis onduleux qu'elle abrite sa chasteté, en se voilant jusqu'à la figure.

La mode capricieuse des pays d'Europe n'impose guère ses volontés chez ce peuple aux préjugés immuables et invétérés. Ce costume des Indiens dont nous venons d'esquisser les grands traits est uniforme pour toutes les saisons, comme pour tous les âges de la vie ; il ne varie que par sa richesse et son élégance selon l'occasion. « Le deuil lui-même ne le modifie pas, et les coutumes séculaires « des Indiens infligent le blanc, après le plus grand malheur qui « puisse arriver à une femme, celui de survivre à son mari. La « douleur n'y perd rien, et la santé y gagne quelque chose (1). » En effet, de même que le coton est le tissu qui convient le mieux pour les vêtements dans les pays chauds, la couleur blanche est celle que l'hygiène recommande. Elle absorbe moins vite la chaleur que la noire, et se refroidit plus lentement, ce qui met à l'abri des suppressions de transpiration. Le Kâvi, couleur jaune-orange tirée des graines du roucouyer (bixa orellana) est porté uniquement par les personnes qui ont fait vœu de pénitence, et c'est sous ce masque d'austérité que la mendicité devient une vertu.

Il n'y en a pas de spécial pour la nuit. L'Indien ni l'Indienne ne se dévêt pour se mettre au lit. Le Sastra de son pays lui défend de se coucher nu, et lui prescrit en termes formels de se couvrir tout le corps d'un drap propre pendant le sommeil (2). Que d'affections intestinales et cataméniales seraient évitées, si chacun savait observer ce précepte, surtout dans ce pays où les variations thermiques nycthémérales sont si brusques et si grandes !

---

(1) Dr. Huillet : Op. cit.
(2) Vichenoupouraname.

Les babouches ou *shôdous* sont portées uniquement par les hommes. Mais si le contact des Européens les a fait adopter dans les grandes villes, le préjugé attaché au cuir, dépouille de cadavre, en empêche la vulgarisation. Cependant le port général d'une chaussure est une importante amélioration que seul le temps pourra apporter dans le costume indien. Il préservera les pieds des souillures contagieuses et malsaines des voies publiques, et les garantira de la chaleur ardente du sol dans la journée, et des dents des bêtes venimeuses dans la nuit. Nous pouvons même ajouter avec le Dr Huillet, que le port des bas et souliers sera un moyen prophylactique de l'éléphantiasis des pieds, affection si commune dans cette région, et dont les médecins indiens font une sorte de lèpre (1).

C'est même à cause de cette lacune dans le vêtement que le Sastra de l'Inde veut que l'Indien prenne la position accroupie pendant l'émission des urines pour préserver les pieds du contact de leur jet. Vêda-Viassar, auteur du Vichenoupourâname, indique même l'orientation à prendre pendant cette opération : le Nord pendant le jour, et le sud pendant la nuit.

Les femmes sont celles qui enfreignent le plus souvent ces règles dont l'observance leur éviterait pourtant ces fréquentes éruptions impétigineuses sur la face interne des cuisses.

La loi de Mahomet va plus loin : elle exige que les hommes, non seulement prennent la même position que le brahmanique, mais se tamponnent encore le méat avec une brique sèche, après la miction.

Ce souci constant de la propreté dans les mœurs indiennes explique le rôle immense dévolu à l'eau dans cette région. Ici loin de recommander les pratiques balnéatoires, il arrivera souvent, au contraire, au médecin, d'en empêcher les abus. Le rit brahmanique, pris à la lettre, prescrit, en effet, à l'Indien, une ablution chaque fois que, après une course en ville ou dans les champs, il regagnera son domicile. Heureusement que ces ablutions si fréquemment renouvelées ne sont guère de longue durée, et ne consistent en somme qu'en de grands lavages, des espèces de *tubs*.

Tout en établissant donc un judicieux emploi de ce moyen hydrothérapique, si utile, du reste, dans ce climat tropical, on ne saurait trop admirer la sage prévoyance du législateur indien. C'est grâce à ces ablutions fréquentes que les différentes épidémies qui visitent périodiquement ce pays, sont impuissantes à le dépeupler en une seule fois, étant donné ses mœurs encore si primitives. L'In-

(1) Les auteurs indiens reconnaissent 18 variétés de lèpre.

dien a peu ou point de notion de la contagiosité de ces grands fléaux qui ont nom, variole, choléra, peste, etc. Il abordera sans aucun scrupule son voisin atteint d'une de ces maladies, le soignera avec toute la générosité habituelle de son âme, et lui rendra les derniers devoirs quand la mort en sera le dénouement. Mais, avant de rentrer chez lui, il ira à la flaque d'eau la plus voisine, lavera tous ses linges et prendra lui-même un grand bain, non par mesure hygiénique, mais par fanatisme, parce que sa religion le veut ainsi.

L'unique défaut de ce précepte religieux, puisque c'est la religion, le fanatisme qui commande tous les bains et lavages, est d'exiger que le baigneur inconscient qui vient se purifier dans l'eau, soit obligé, en sortant de son bain, d'avaler une gorgée d'eau de cet étang commun dont la propreté est plus que douteuse. Les prières dites Dêvadaruppanâme et Irudidaruppanâme qui doivent être récitées sur le bord de l'eau comportent en effet dans leur rituel l'ingestion ou plutôt le port à la bouche à trois reprises différentes d'une petite quantité de l'eau puisée dans cet étang, eau qui est sensée avoir été purifiée spirituellement par la *gaiatrymantram*. Cette invocation à la déesse des eaux, épouse de Narayana (Vichenou) est la plus sacrée, la plus sublime, la plus méritoire et la plus efficace des prières des brahmes. Mais elle est loin d'atténuer les virus et de tuer les microbes.

Ce moyen de propagation des maladies épidémiques par l'eau n'est pas un des moindres dans ce pays ; et quiconque a vu un de ces grands pélerinages indiens, où des millions d'êtres humains, pour ne citer que ceux-là, viennent faire dans un même étang, leurs ablutions préliminaires, avant de porter leur offrande dans la pagode, n'est guère étonné de ce que, malgré toutes les précautions sanitaires des puissances européennes établies dans la localité, les différentes épidémies qui pénètrent dans l'Inde, y prennent racine, et revêtent un caractère endémique.

Brahma, ce premier-né des eaux, ce solitaire des mondes qui est sorti de la contemplation infinie de lui-même pour créer l'univers et enseigner les Vêdas, ne s'est sans doute point douté du rôle des infiniment petits dans la genèse des maladies ; il a pu encore moins supposer comme véhicule de ces microbes malfaisants, l'élément sacré qui l'a engendré lui-même. Fils reconnaissant, il a, au contraire, exigé qu'on ne s'essuyât ni avec un linge, ni avec la main, au sortir d'un bain.

Cette défense faite au baigneur de se changer sur le bord de l'eau, qui oblige la pudique Hindoue à exposer à des regards indiscrets la rondeur juvénile de ses épaules, est la source de bien des maux, d'une nature différente, il est vrai, mais d'un pronostic aussi sérieux. Quel terrain plus propice, en effet, à une pleurésie, une pneumonie, un rhumatisme, que ce corps enveloppé d'un drap mouillé, et dont le vent est chargé de pomper l'humidité !

Le musulman est astreint, il est vrai, aux mêmes soins de propreté qu'un brahmanique, avant de procéder à sa prière ; mais sa religion lui recommande de ne se servir pour cela que d'une eau absolument pure de toute souillure. Dans les cas où l'eau ne remplirait pas cette condition de pureté, ou ferait complètement défaut, il est même permis d'employer du sable et de faire ce qu'on appelle l'ablution sèche, c'est-à-dire de se frotter le visage et les bras avec la main préalablement passée sur du sable fin (1).

En dehors de ces lavages fréquents et de ces bains quotidiens, il existe dans l'Inde un autre genre de bain plus important et plus solennel. C'est celui que *Therayer* recommande de prendre deux fois par semaine en se frottant de l'huile.

Ce bain prescrit par l'hygiéniste lui-même n'est pris en général qu'une fois par semaine dans le Sud de l'Inde. Il est presque un événement dans la vie journalière de l'Hindou. Les Anglais vont même jusqu'à accorder une demi-journée de congé à leurs fonctionnaires brahmaniques, tous les samedis, et n'ouvrent, ce jour, leurs bureaux que dans l'après-midi. C'est en effet le samedi que l'homme doit prendre ce bain, tandis que la femme le prend le vendredi. Cette règle établie par le *mamoul* sous forme de jour heureux pour chaque sexe, est faite pour que chacun soit à son aise, et prenne tout le temps qu'il lui faut pour ce bain. Car, commandé par l'hygiène pour nettoyer cette chevelure naturellement longue et touffue, où la transpiration mêlée avec l'huile forme un magma sans nom, ce bain est long et se compose de plusieurs actes. D'abord, on ne doit se baigner qu'à l'eau chaude dans cette circonstance. La fraîcheur matinale et le jeûne précurseur passent pour augmenter les vertus de ce bain.

On commence par une onction sur le corps d'huile de sésame. La mantègue et l'huile de ricin dont l'emploi est quelquefois recommandé par les thérapeutes indigènes, sont considérées comme très rafraîchissantes. Toutes les cavités naturelles de l'homme subissent un nettoyage à l'huile, comme les rouages d'une machine. Les yeux sont particulièrement soignés et massés avec une forte quantité d'huile. Cette opération est sensée conserver la vue, et il est, en effet, à constater que, malgré l'éclat du soleil auquel ses travaux

---

(1) O. Houdas : Op. cit.

l'exposent tous les jours, l'Indien conserve en général une excellente vue jusqu'à un âge avancé (1).

Sur la tête, on ne se contente pas seulement de faire une énergique friction à l'huile; on y fait le tapotement, pour parler le langage professionnel. Tout le corps est soumis à un pétrissage méthodique. C'est en cette occasion que le balnéator indien (2) déploie tout son talent, pour la misérable somme de un ou deux fanons. Après donc être resté ainsi enduit d'huile pendant une heure ou deux, on se savonne avec diverses graines du pays, avec de l'arapou* délayé dans l'eau en consistance de pâte, ou du résidu des amandes de bassie, ou encore avec une macération de pois à décrasser*; puis, on se lave à l'eau bien chaude, on s'essuie avec un linge sec, et on se met aussitôt à table où est servi un repas spécial et tout chaud.

La femme prend la sage précaution de faire sécher son abondante chevelure par une fumigation à l'encens qui achève d'enlever toute trace d'humidité. Dans le Bengale, au contraire, on a l'habitude de se mettre une nouvelle couche d'huile sur la tête tout de suite après le bain, avant même de s'essuyer.

Après un tel bain, les plaisirs de l'alcôve sont prohibés pendant 24 heures, de peur que cette irritation des fibres nerveuses occasionnée par le massage du corps ne reçoive un coup de fouet par l'excitation génésique, et ne détermine une fièvre cérébrale.

La privation d'un tel bain auquel l'Indien est habitué dès sa plus tendre enfance lui coûte beaucoup. Elle est rendue responsable de bien des maux, et est considérée comme la source de l'échauffement dont nous verrons plus tard l'importance dans la pathologie hindoue. Un malade entre-t-il en convalescence que son unique préoccupation sera désormais de savoir quand il pourra prendre son bain en se frottant de l'huile. C'est au médecin alors à en apprécier l'opportunité et à le lui permettre.

———o———

(1) Selon le Sastra de l'Inde, la presbytie ne doit commencer qu'après 50 ans.
(2) Ce sont les villys, caste de chasseurs, qui exercent cette profession.

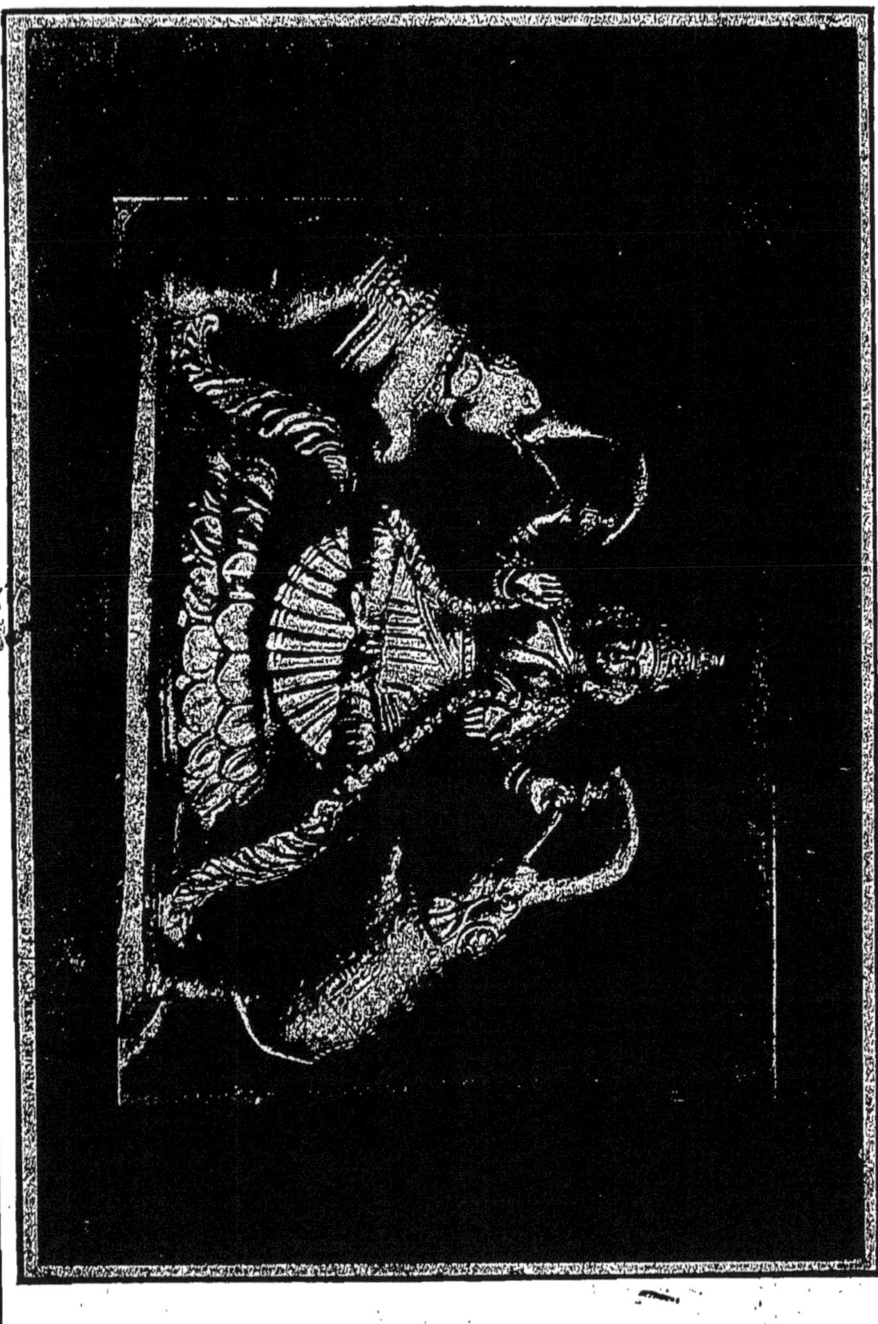

CHAPITRE X.

Toilette de la femme. — Toilette de l'homme.

Les bains que nous avons décrits plus haut ne sont pas les seuls soins de propreté que le législateur indien a imposés à son peuple. " Après avoir dormi, dit Manou (1), après avoir éternué, après avoir craché, après avoir dit des mensonges, après avoir bu et au moment de lire les saintes écritures, on doit se laver la bouche, même étant pur. "

En pénétrant, en effet, plus encore que nous ne l'avons fait jusqu'à présent, dans la vie intime de l'Indien, nous apercevons que tout, dans ses habitudes, rayonne autour d'une saine hygiène.

Tous les matins, toilette minutieuse de la bouche. Ces dents nacrées de l'Indien qui font l'envie des Européennes, et que les femmes hindoues prennent plaisir au contraire à noircir par leur bétel (où sont ces belles dents où la lune se réflète pendant le sourire, décrites par les poètes ?) sont frottées et nettoyées avec du sable fin, du charbon de bois, ou mieux encore avec de la cendre. Si ce n'était cette répugnance presque instinctive qu'on a pour elle, la meilleure poudre dentifrice serait encore la dernière, obtenue avec de la bouse de vache calcinée au four ; cette cendre dont le feu a détruit toutes les matières organiques, contient encore un excès de sel de potasse qui la recommande à cet usage. Nul doute que c'est grâce à cette excellente poudre dentifrice naturelle, si simple, si économique et si universelle, que les Indiens sont à l'abri de cette infinie variété de maux de dents auxquels sont sujets les Européens. Néanmoins, quelques auteurs attribuent l'immunité presque native de ce peuple contre ces affections à son habitude de marcher nu-pieds. D'après le Sastra de l'Inde, il est même interdit de faire usage de tels articles pour la toilette des dents, sous peine de malheur, et seule une branche verte d'un arbre à principe amer peut servir à cette fin.

Ce nettoyage des dents est presque une cérémonie religieuse dans l'Inde, qui a son rituel décrit dans le Vichenouppouraname. On doit commencer par un acte d'adoration à l'Etre suprême avant de saisir la branche de l'arbre qui doit fournir la brosse à dent, puis cueillir un rameau long de 12 travers de doigts pour les Vêdiars ou religieux, 9 pour le roi, 6 pour les brahmes et 4 pour les autres

(1) Lois de Manou, liv. V. sloca 145.

castes, le laver trois fois dans de l'eau pure et le porter ensuite à la bouche avec la main droite en se tenant la face au Nord, à l'Est ou à l'Ouest, et jamais au Sud. Il ne faut point se promener en faisant cette toilette qu'il faut avoir terminée avant le lever du soleil. Il est interdit de procéder à cette cérémonie les jours de nouvelle lune, pleine lune, éclipse solaire, le premier jour du mois, le jour du coït, la date anniversaire de sa naissance ou de celle de sa femme, et les jours de jeûne. Après s'être énergiquement frotté les dents, on doit se rincer la bouche 12 fois, avec de l'eau fraîchement puisée. Cette toilette matinale est toujours suivie d'un rapide lavage du corps entier.

Tandis que l'homme s'en arrête là, la femme indienne la continue et la complète en se peignant les cheveux qu'elle enduit d'huile de sésame; c'est là une règle imposée aux femmes mariées par le Sastra de l'Inde, sous peine de porter malheur à toute la famille. Il n'y a que les pauvres veuves à qui les cheveux dénoués et épandus sur le dos sont de commande.

Cette onction d'huile sur la tête est une précaution hygiénique excellente dans l'Inde. Si l'homme, grâce à son turban, coiffure idéale des pays chauds, enlacé en une épaisse couche sur la tête, peut impunément braver les rayons du soleil, la femme n'a pour elle que cette chevelure dont la nature l'a dotée abondante, en général. En la graissant avec de l'huile, elle procure à cette chevelure, déjà d'un si beau noir, non seulement un brillant qui satisfait sa coquetterie, mais encore une résistance inouïe contre la sècheresse, résistance que seules les glandes sébacées du cuir chevelu ne peuvent fournir dans ces pays, sans le concours d'un corps gras. La rancissure de cette huile sur la tête n'est point à craindre. Quelque soit l'état de misère dans lequel se trouve une femme, elle se paiera au moins une fois par semaine, le luxe d'un nettoyage complet de la tête avec diverses graines savonneuses du pays. Il serait seulement à souhaiter que ce lavage eût lieu plus souvent afin que les poux de tête qui trouvent, dans le magma fait de l'huile et de la transpiration, un milieu favorable à leur pullulation, n'y élisent point domicile. Les femmes qui se servent de l'huile de coco pour lisser leurs cheveux, laissent derrière elles un sillage d'une *odeur sui generis* qui trahit l'emploi de ce cosmétique local.

Les cheveux partagés en deux sur le devant par une raie profonde qui court du front au sommet de la tête sont noués sur le cou, à droite ou à gauche selon la caste (1), en un chignon plus ou moins pointu. Sans vouloir entreprendre l'étude des considérations psychiques auxquelles se prête dans l'Inde la longueur de la pointe d'un

(1) Dans la caste des potiers, le chignon se porte à gauche.

chignon ou son volume, considérablement augmenté souvent par une perruque crasseuse, nous pouvons dire que ce genre de coiffure n'a d'autre inconvénient que celui de gêner la femme dans le coucher, et d'exercer un tiraillement continu sur les cheveux qui finissent par tomber, malgré les plus précieux cosmétiques dont on n'est guère avare.

La femme indienne a également l'habitude de se mettre sur la tête des fleurs naturelles et fraîches. Cette parure si gracieuse devient quelquefois une source de maladies, quand on ne prend pas la précaution de l'enlever le soir, et d'essuyer la chevelure, avant de se coucher. Car, ces fleurs qui ont été toute la journée macérées sur la tête par une incessante transpiration qui ne peut s'évaporer librement au dehors, écrasées la nuit sur l'oreiller par le poids de la tête, entretiennent dans les cheveux une humidité constante, et sont la source de tant de torticolis rhumatismaux dont souffrent les jeunes femmes. Du reste, l'hygiène indienne elle-même, par l'organe de Therayar, défend l'usage des fleurs et parfums dans la nuit.

Les fleurs, ont, en outre, la juste réputation d'attirer à cette heure les bêtes venimeuses tant par leur fraîcheur que par leur parfum.

Un fard jaune fait fureur chez les femmes indiennes. Des goûts et des couleurs on ne discute pas. Aussi nous contenterons-nous de citer, en cet endroit, l'opinion du Dr Huillet, à qui nous avons déjà emprunté tant de passages : « Ce cosmétique fait avec une teinture « concentrée de curcuma leur dore la peau, la rend lisse, moins « sombre, et dissimule les rides naissantes, » cet irréparable outrage du temps, si précoce dans l'Inde.

Quant à cette peinture noire à base d'antimoine dont elles aiment à encadrer leurs beaux yeux, sa réputation de pommade ophtalmique est usurpée, et ne sert que d'excuse à un raffinement dans l'art de plaire.

Il en est de même du henné dont les femmes indiennes se fardent les ongles, le creux de la main et la plante du pied, et auquel elles attribuent également le pouvoir de guérir des maux d'yeux.

Les femmes indiennes ignorent la toilette des organes génitaux en dehors de leurs bains, et encore y en a-t-il peu qui, surmontant leur pudeur, y portent une main timide : d'où une vulvo-vaginite très fréquente même dans la classe riche de la population. Il est évident que dans un grand nombre de ces affections, le gonocoque peut être incriminé, mais c'est là surtout qu'il faut se garder d'un exclusivisme trop absolu. Cette vaginite est souvent, chez les vierges, une propagation d'une vulvite par défaut de soins, et reconnaît comme cause bactériologique le développement existant normalement dans le vagin et dont l'expulsion est peu facile à cause de l'étroitesse de l'orifice hyménéal.

***

Les hommes ont l'habitude de se raser le cuir chevelu, en laissant seulement une touffe de cheveux sur le sinciput. Ce bouquet de cheveux que, d'après quelques auteurs Européens, les Indiens croient nécessaire à leur transport dans l'autre monde, est parfaitement adapté aux exigences locales L'immunité de l'Indien contre les insolations n'est pas un don naturel, mais bien un privilège acquis par ses habitudes, sa profession, son endurcissement à la radiation solaire, une sorte de mithridatisation contre ce poison subtil que les physiologistes appellent *calorique*. Car, si, dans la campagne, le médecin indien n'ose pas rendre l'astre sacré du jour coupable de bien des affections, on n'en constate pas moins les méfaits dans les grandes villes sur des indigènes dont le métier les expose peu à cette accoutumance. Cette action, peut-être plus lente que sur une peau blanche, mais toujours aussi nuisible, n'a pas échappé au législateur indien, qui a pris des mesures en conséquence, et imposé un genre de couvre-chef spécial à ce pays.

Le mamoul veut, en effet, que quiconque se respecte ne sorte point dans la rue sans son turban. Le brahme seul échappe à cette règle. Chef de tous les êtres créés, maître du monde et de tout ce qu'il renferme, gardien du trésor des lois civiles et religieuses, il est peu ou point exposé aux rayons solaires. Labourer la terre constitue même à ses yeux " un état de péché, puisque le bois " armé d'un fer tranchant déchire la terre et les animaux qu'elle " renferme (1). " Le manant au contraire, obligé de demander à Prithivi, la terre féconde, ce que l'état social lui a refusé, appelé, par suite, à peiner toujours au soleil, a la précaution de se coiffer d'un turban dont les nombreuses circonvolutions abritent tout le pourtour de la tête, excepté le sommet qui n'est recouvert que par un de ses bouts. C'est ce même sommet qui est respecté par le rasoir, et dont la mèche est soumise aux mêmes opérations de lissage que la chevelure d'une femme. Les différents genres de toques dont l'usage tend à disparaître de ces contrées et qui étaient autrefois la coiffure des princes et des rois remplissent toutes, ces conditions d'hygiène ; elles sont toutes pourvues d'une soupape de sûreté, au milieu, pour assurer la ventilation.

Les Musulmans, qui ont l'habitude de se raser entièrement le cuir chevelu, portent également le turban qui n'est après tout q'une

(1) Manou : Liv. IX Sloca 84.

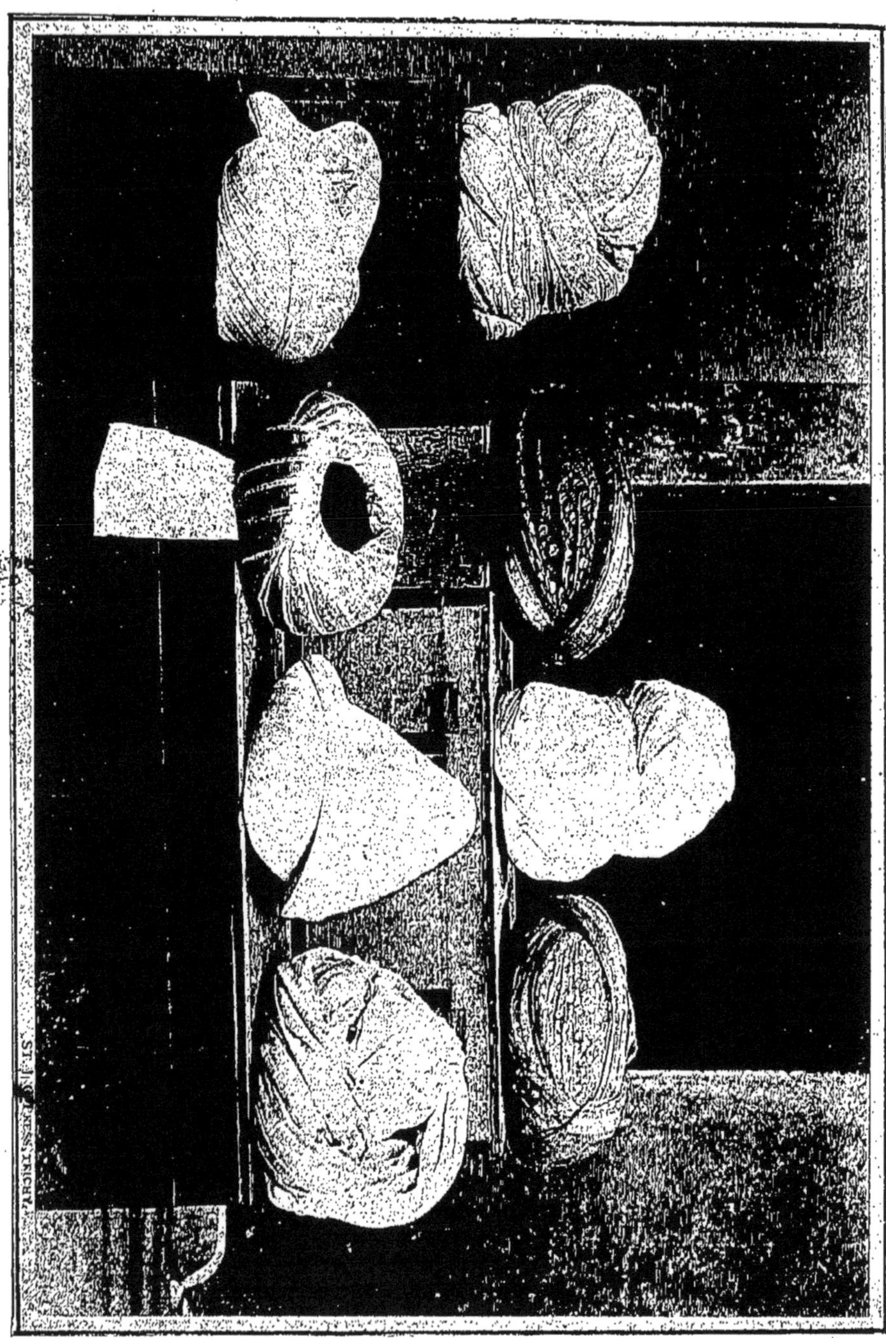

coiffure empruntée des Maures. Mais il est parmi eux une tribu, celle la plus répandue dans l'Etablissement de Karikal, où un petit bonnet phrygien qui se tient sur le sommet de la tête fait à la fois fonction de chapeau et de porte-feuille. Ce double service qu'il rend, ne lui donne pas pour cela un caractère plus hygiénique, au contraire.

Chez les Indiens, les oreilles et le nez sont l'objet de soins tout particuliers. Les matières onctueuses de la peau, s'excrètent avec tant de rapidité dans les pays chauds, que le cérumen, qui n'est autre qu'un produit des glandes sébacées, obstruerait bien vite le conduit auditif, s'il n'était enlevé au fur et à mesure. Aussi, chacun est-il pourvu d'un cure-oreille qui ne le quitte pas. Mais le sérieux curetage est fait par le barbier qui procède à cette opération de petite chirurgie, après chaque séance de coiffure.

Quant à la pratique qui consiste à enlever les vibrisses des narines, elle est plutôt nuisible qu'utile, puisque ces vibrisses, contribuent à arrêter les poussières de l'air inspiré par les poumons.

“ Les hommes se rasent également la barbe à l'exception de la “ moustache ; cette habitude parfaitement appropriée au pays dimi- “ nue la chaleur de la figure (1). ” Il n'y a guère que les brahmes qui se rasent toute la figure, non comme les Chinois, par déférence pour leurs supérieurs, mais par respect de la tradition. Dans les autres castes, se raser toute la figure est un signe de deuil, le seul que les hommes portent extérieurement jusqu'au *Karmandirom*, (2) cérémonie funéraire la plus importante, qui a lieu 16 jours après le décès.

Les Indiens se font aussi raser le creux de l'aisselle. Cette heureuse pratique ne fait que supprimer une source d'infection, dans ce pays où les glandes sudoripares sont soumises à un surcroît d'activité, et entretenir la propreté dans cette région du corps si exposée aux interminables abcès tubéreux.

La religion brahmanique impose à ses sectaires le devoir de se faire raser toutes les parties du corps où il croît du poil, depuis la tête jusqu'aux pieds, excepté les sourcils, pour les cérémonies où il est nécessaire d'être pur, le mariage ou autres occasions solennelles. Cet usage qui était jadis en honneur chez les Hébreux pour les mêmes fins, est loin d'être conforme à l'hygiène, surtout lorsqu'il est continué toute la vie, comme le font certains Indiens et, en

(1) Dr. Huillet : in op. cit.
(2) Les héritiers directs ont seuls le droit et le devoir de procéder à cette cérémonie expiatoire des péchés du défunt.

particulier, les Chettys, usuriers de profession : c'est supprimer volontairement tout un système de défense dont la Nature a entouré le corps de l'homme si faible par lui-même.

Dans la même séance, les ongles sont taillés au ras de la pulpe des doigts. La longueur des ongles qu'on rencontre parfois chez des riches, dénote une main oisive, et le nom seul des doigts auriculaires qui, en ce cas, sont revêtus de ce luxe, en démontre l'usage.

L'Indien appelé à marcher pieds nus, a la sage précaution de se faire couper également les ongles des pieds.

Cette longue opération que le barbier commence toujours par un acte d'adoration à son rasoir, en le portant à son front, et dont l'ennui et la douleur ne sont compensés que par le verbiage interminable du figaro, (seul point de ressemblance qu'il a avec son confrère européen) a toujours lieu près de la porte extérieure de la maison ou sur le poyal. Le lieu de l'opération est immédiatement après, balayé et nettoyé avec une couche de bouse de vache. Car les cheveux qui tombent sous le rasoir du perruquier sont entachés de souillure, et un ongle perdu dans l'intérieur d'une maison a la réputation de porter malheur à la famille : tels sont, du reste, les formules ordinaires employées par le législateur indien pour toutes les règles d'hygiène qu'il a imposées à son peuple, paresseux par nature et fanatique sans jugement. A ce propos, nous rapporterons ici cette fable que les mères de famille racontent à leurs enfants pour mieux graver dans leur esprit ce préjugé si répandu dans la population. Deux voleurs, après avoir pillé la maison d'un richard, s'en échappaient précipitamment, lorsque l'un d'eux se blessa au pied et perdit un ongle. Aussitôt, ce dernier s'arrêta et se mit à la recherche de l'ongle perdu. Saisi par les gens de la maison et interrogé sur ce qu'il faisait, il avoua qu'il était venu voler dans la maison, mais non rendre malheureuse la famille, en laissant dans l'intérieur de son habitation un ongle qu'il avait perdu en se heurtant contre une porte. (Aussi, ajouta-t-il, me suis-je arrêté pour chercher et enlever ce porte-malheur, afin que la prospérité de la famille me permît toujours de venir voler chez elle .)

C'est cette même idée de souillure ou de malheur qui préside à cette douche qui doit être prise en sortant des mains du coiffeur. Mais il est interdit en cette occasion de se frotter d'huile ; puisque ce genre de bain à l'huile que nous avons décrit dans un précédent chapitre ne ferait qu'augmenter l'excitation des fibres nerveuses qui viennent d'être râclées si douloureusement par le couteau du barbier.

Therayer impose ce supplice une fois par semaine. L'Indien ne connaît pas ce que c'est que se faire la barbe seulement. A cha-

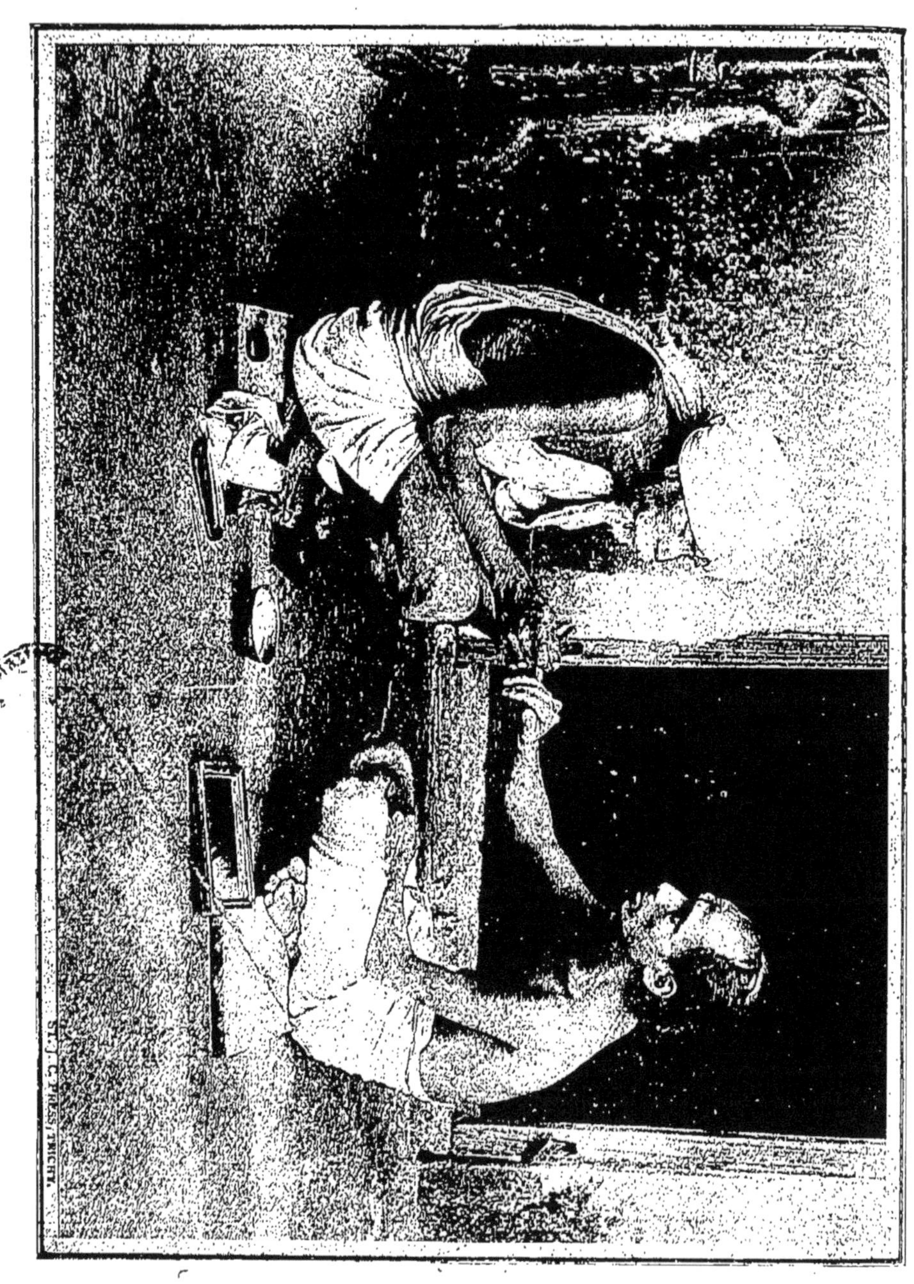

que fois, l'opération doit être complète de la tête aux pieds. Aussi un malade indien en convalescence n'est-il jamais satisfait, si on ne l'autorise qu'à se faire raser la figure.

L'abondance des cheveux chez un homme est sensée produire dans l'organisme, de l'échauffement qui se traduit par la brûlure des yeux, l'émission d'urines chargées et des pertes nocturnes. Cependant, quand c'est pour un dieu (il y a des divinités comme celles honorées à Tiroupady et à Maïlam, qui se contentent de l'offrande d'une touffe de cheveux crasseux), il laissera pousser sa barbe et ses cheveux durant des années entières, sans y toucher, pas même avec une brosse.

Par pénitence également, on les laisse pousser, et la vertu d'un fakir se mesure à la longueur et à la crasse de sa barbe.

Il y a encore une autre circonstance où l'on ne doit point porter la lame d'un rasoir sur le corps, c'est la gestation de sa femme. Le Sastra de l'Inde qui interdit toute union sexuelle le jour où l'on a subi cette longue et pénible opération de coiffure, a édicté cette règle afin d'éviter les imprudences des maris fougueux. Mais ce précepte n'est strictement observé que chez les brahmes, et son infraction est invoquée par les auteurs indiens comme une des causes de la fièvre cérébrale connue ici sous le nom de *sougasanni*. Cette affection, fâcheux corollaire d'un moment de plaisir, est souvent d'un pronostic sérieux. Son traitement n'offre aucune particularité, et nous nous contenterons de rapporter une formule d'Agastayer contre ce mal :

Tamarin	à à 35 gm.
Poivre	
Gingembre sec	
Oignon	

M. S. A. Broyer — à prendre en 3 fois dans 48 heures.

———— o ————

CHAPITRE XI.

Alimentation.

Tandis que l'homme va au travail des champs (1), la femme s'occupe toute seule de son intérieur. C'est elle qui balaye sa maison, en enduit le parquet d'une couche de bouse de vache; c'est elle qui, matin et soir, fait à la porte de sa maison de ces dessins si pittoresques et, en même temps, si gracieux, avec des grains de cailloux porphyrisés. Cet art particulier dans l'Inde où les femmes atteignent une si grande perfection n'a que le défaut d'exiger qu'elles bravent, au prix de leur santé, la fraîcheur matinale des mois de *Kartigay-Margagy* (Décembre-Janvier).

Après s'être embellie elle-même en radieuse Latchoumie *, après avoir orné sa maison par ces artistiques dessins, c'est elle encore qui lave la vaisselle et fait la cuisine. Ce sont là, du reste, des devoirs imposés aux femmes mariées par Vêda-Viassar dans le Padmapouraname, sauf dans le cas où le mari est absent de la ville.

Le riz est la base de l'alimentation de l'Indien. Les condiments y jouent un rôle considérable, et le règne végétal prédomine dans sa cuisine. Il est, en effet, peu de castes qui font usage de la viande. Cette alimentation carnée est peu ou point nécessaire à l'habitant d'un pays « où les fruits de la terre, cuits en perfection par ce puis- « sant soleil contiennent des sucs admirables, très substantiellement « nourrissant (2) ». Le sang artériel n'est déjà pas très riche en oxygène dans ce pays tropical, à cause de la diminution de l'exhalaison de l'acide carbonique par la respiration. Un excès de carbone ne tarderait pas à surcharger toute l'économie et à enrayer ses principaux rouages, si la nourriture était trop grasse et trop riche en carbone. La ration d'entretien physiologique de graisse est largement satisfaite par les corps gras employés si abondamment dans la cuisine indienne.

Le culte musulman lui-même qui impose, à ses fidèles, presque une obligation de manger de la viande, leur proscrit certaine chair, telle que le porc par exemple. Cette dernière dont la valeur nutritive est nulle, renferme une si grande quantité de graisse, qu'elle allume dans le corps un feu que la nature ne sait comment uti-

(1) Les deux tiers au moins des Indiens se livrent à la culture de la terre.

(2) Michelet: La bible de l'humanité.

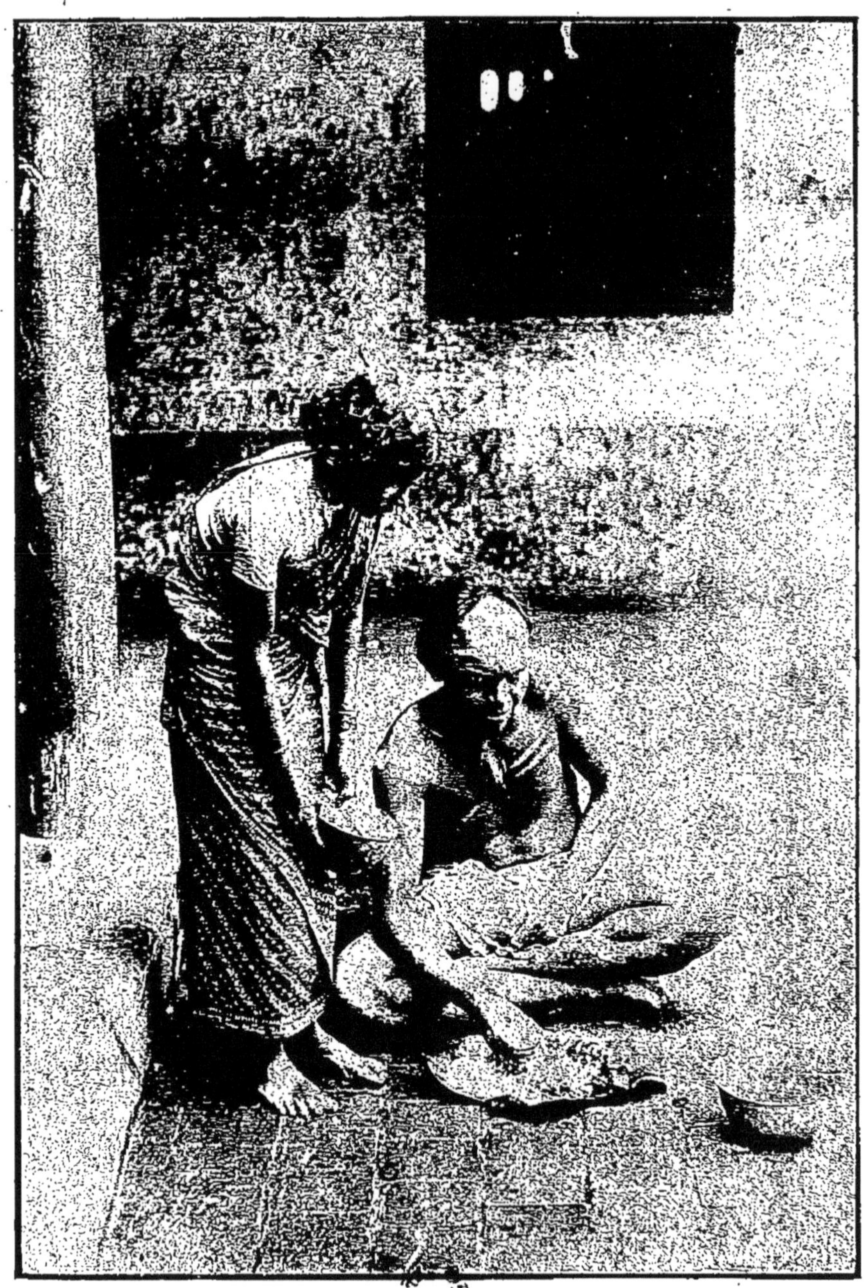

Repas d'un indien.

liser. Quant à l'injuste réputation qu'on lui fait, celle d'engendrer la lèpre, il ne faut y voir qu'un ingénieux procédé du législateur qui a voulu faire naître de l'aversion pour un aliment si antihygiénique dans les pays tropicaux.

C'est à ce régime végétal si sagement prescrit par la religion brahmanique qu'est due l'immunité presque originelle de l'Indien pour les maladies du foie, maladies auxquelles les étrangers paient un si large tribut, quand ils veulent continuer dans cette région leurs mœurs hétérogènes. Ainsi, ce n'est donc pas seulement la crainte de manquer de bestiaux pour le labourage, comme le veut Montesquieu (1), ni la facilité avec laquelle le riz et les légumes viennent dans les plaines de ce pays, ni la croyance à la métempsycose, comme le prétend Ott (2), qui a donné naissance à ce régime végétarien. Manou a été, avant tout, hygiéniste (3).

Il y a parmi les Brahmes une tribu qui pousse cette austérité jusqu'à se priver de quelques végétaux, comme l'oignon, l'ail, la morongue, etc., auxquels les préjugés ou la superstition ont attaché une idée de souillure. Sur la côte du Malabar, les brahmes sont moins rigoristes que ceux du versant oriental des Ghattes, et admettent dans leur cuisine, les œufs et les poissons.

Maintenant, pour être dans le vrai, et sans faire aucune allusion de mauvais aloi, nous devons reconnaître que ce régime exclusivement végétal a perdu sa vigueur dans ces parages, et que l'Indien commence à améliorer sa nourriture en proportion de ses ressources, et s'affranchit facilement de l'ostracisme brahmanique, quand il peut se mettre sous l'égide d'une prescription médicale.

Du reste, la loi de Manou qui a codifié les mœurs de ce pays, ayant sans doute prévu le cas des maladies où l'addition d'une certaine zomothérapie peut faire du bien, permet de manger certaines viandes, à condition qu'on se conforme à la règle éternelle, et qu'on ne mange que de la chair des animaux préalablement consacrés par des prières (4). Il est permis de ne voir dans cette prière de consécration, qui ne peut être récitée que par une certaine catégorie de gens, qu'une précaution sanitaire qui impose la vérification de la bonté de l'animal qu'on doit abattre. Du reste, les médecins empiriques quand ils peuvent le faire, prescrivent, de préférence la viande de bouc, animal qui passe pour être le plus réfractaire à la

(1) Esprit des lois, livre XXIV, chap. 24.
(2) A. Ott. l'Inde et la Chine.
(3) Des auteurs européens ont été, en forçant l'étymologie, jusqu'à décomposer le mot manou en *ma*-grand et *nou*-Noé.
(4) Lois de Manou, liv. V, slocas 28 et S.

tuberculose et à toute autre maladie bacillaire. Dans le Nord de l'Inde, dans ces contrées froides où la règle alimentaire est plus large et les brahmes moins puritains que dans le Midi, la viande de chèvre est encore la seule substance animale autorisée par le législateur.

Le Coran qui enseigne de tuer les animaux de boucherie en tranchant d'un même coup les deux carotides, veut tout simplement que la chair de l'animal soit tout-à-fait exsangue, puisque le sang se corrompt très rapidement dans les climats chauds.

Bref, ce qu'il faut à l'habitant d'un climat torride comme celui-ci, c'est de l'azote pour réparer ses forces, c'est de l'eau pour suppléer à la déperdition constante de cet élément par la transpiration. Il serait difficile de trouver dans la zône équatoriale un peuple qui use d'une nourriture ne remplissant pas ces deux conditions. Ici, quelle autre céréale renferme plus d'azote (1) et plus d'eau que le riz (2)? Cet aliment, donc, doué d'un pouvoir nutritif assez considérable est, en outre, grâce aux multiples opérations qui président à sa préparation, d'une digestion facile. En effet, le riz, dont on se sert dans cette partie de l'Inde a, en général, un an de magasin (3). Il est d'abord mis dans de l'eau fraîche pendant 12 heures, puis, étuvé à feu doux avec une légère quantité d'eau. Séché ensuite au soleil, pendant quelques heures, jusqu'à ce qu'il se dépouille complètement de son humidité, il est décortiqué par le pilage à mains, (4) et, après un lavage soigneux et répété, il est cuit à l'étouffée dans de l'eau bouillie, avec ou sans sel, jusqu'au ramolissement élastique de chaque grain, de telle façon que. si on jette par terre une cuillerée de riz, il ne doit pas rester deux grains adhérents l'un à l'autre. Alors, on le décante de son superflu d'eau (5), et voilà dans quel état il est servi dans les repas, seul et tout chaud. Ces lavages et ces cuissons répétés ne seraient-ils pas une des causes multiples de la rareté, si ce n'est de l'absence, dans cette région, du béribéri, l'apanage des peuples mangeurs de riz? Le médecin Hollandais Eykmann affirme au contraire que le *riz rouge, non décortiqué*, est

---

(1) Cent grammes de riz renferment environ 1 gr. 40 d'azote.

(2) " Dans tout le Sud de l'Inde, le riz est la plante la plus générale-
" ment cultivée. On en sème plusieurs espèces: le meilleur est celui qu'on
" nomme *chamba* ou *pijanom*; il croit et mûrit dans l'espace de six mois;
" on en voit qui ne demeure sur pied que cinq mois, et d'autres à qui envi-
" ron trois mois suffisent; mais il n'a ni le goût, ni la saveur du chamba".
Dr. Godineau : Etudes sur l'établissement de Karikal.

(3) Le riz nouveau est lourd et indigeste. Il est l'origine de ces diarrhées saisonnières qui suivent la récolte de riz.

(4) Les machines à décortiquer se répandent de plus en plus.

(5) Cette eau qui est généralement servie aux vaches laitières peut être prescrite très avantageusement dans les cas de diarrhée.

celui qui produit le moins d'accidents béribériques. Nous chercherons donc, ailleurs, en temps et lieu, l'arme dont se sert l'hygiéniste indien pour combattre le poison du riz dont les effets pernicieux rappellent les symptômes du béribéri et se traduisent chez tous les enfants et femmes enceintes qui mastiquent constamment, par goût ou par envie, du riz non cuit, ni lavé, par une cachexie avec œdème des malléoles, anorexie et dyspnée cardiaque finale (1).

Le riz froid, cuit de la veille et conservé dans de l'eau est loin de posséder les propriétés d'un riz fraîchement cuit à chaque repas. Ce plat national auquel on prête des vertus rafraîchissantes, et où il est permis de ne voir qu'une économie de temps, n'est rien moins que dangereux pour la santé. Surtout, pris à jeun, ce riz froid qui, grâce à son amidon, a déjà subi un certain degré de fermentation dans l'eau, assaisonné en plus du lait caillé *(tayer)* développe dans l'estomac une hyperacidité inutile et nuisible à la longue. La thérapeutique indigène elle-même le réprouve, et les médecins empiriques en proscrivent l'usage toutes les fois qu'on est malade, et qu'on doit prendre quelque médicament.

Le *cambou* (pincillaria spicata), le *Kévourou* (2) (eulosine carocana) et le *téné* (panicum italicum) connus sous le nom de menus grains forment la base de la nourriture des pauvres ; ils sont moins nourrissants que le riz.

Le défaut d'azote dans toutes ces céréales pour la ration d'entretien d'un homme est amplement racheté par les diverses graines farineuses, connues ici sous le nom de *dâl*, graines qui entrent en si grande quantité dans l'ordinaire de l'Indien.

Les divers condiments dont la liste est longue (3), et qui jouent un si grand rôle dans la composition des assaisonnements sont un auxiliaire utile à l'alimentation dans ce pays. Destinés à relever la saveur des aliments, ils en facilitent en même temps la digestion, grâce à leurs propriétés stimulantes. " Nulle part, en " effet, on ne voit les fonctions digestives tomber plus vite dans la " torpeur qu'ici. Pour réveiller un peu l'appétit, exciter les sécré- " tions salivaires et gastro-intestinales, faciliter les digestions par " l'afflux des sucs digestifs et l'activité plus grande des contractions " musculaires, il faut user des stimulants pimentés, mais en quan-

(1) L'impotence fonctionnelle des membres est rare.

(2) Une décoction de Kévourou peut remplacer la tisane de riz dans les diarrhées.

(3) Poivre, moutarde, curcuma, gingembre, cannelle, muscade *, cumin, fenouil, aneth, coriandre *, fenugrec *, poivre long, piment, oignon, ail.

" tité modérée, et sans jamais tomber dans les excès incen- " diaires " (1) de quelques familles indiennes, dont le *Kari* est le prototype.

La pulpe de tamarin (tamarindus indica) est presque une des premières nécessités pour l'Indien. Antidote puissant de la noix d'areck qu'il mastique avec le bétel, il est un de ces condiments dont l'usage a été reconnu comme prophylactique du béribéri (2). Sa privation coûte à ceux qui s'y sont habitués; elle occasionne de l'éréthisme nerveux se traduisant par l'insomnie et le vertige. Les médecins indigènes l'interdisent dans toutes les fièvres inflammatoires, pour ne point augmenter l'acidité du suc gastrique.

Mais, ce régime sans tamarin, est moins pénible que le régime sans sel auquel ils ne soumettent que trop souvent le patient. Le chlorure de sodium que les récents travaux du Dr Vidal et du professeur Huchard ont proclamé être un véritable poison pour les rhumatisants, les arthritiques et tous ceux qui sont menacés de troubles du côté des reins, du cœur et des vaisseaux, ne jouit pas d'une meilleure réputation dans la thérapeutique indienne. Il est interdit non seulement dans les traitements hydrargyriques pour éviter la dangereuse combinaison du mercure avec l'acide chlorhydrique de l'estomac, mais encore, dans les traitements iodurés et bromurés, pour permettre à l'atome d'iode et de brome de se substituer à celui du chlore dans l'organisme. Comme il est peu de maladies dans la pathologie de ce pays, qui échappent à ces traitements, on peut presque dire que le régime achloruré est universel. Son unique défaut est d'être prolongé indéfiniment. Suivi quelquefois pendant 40 jours sans interruption, il est la cause de ces convalescences longues et pénibles de toutes les affections traitées par les médecins indigènes. Le mieux serait, comme le conseillent les auteurs européens (3), de procéder par alternatives de régime chloruré et déchloruré, ce dernier durant, par exemple, une quinzaine de jours contre deux mois de chloruration. Cette méthode éviterait tous les phénomènes dyspeptiques et neurasthéniques qui sont le cortège habituel d'une hypochloruration continue.

Les salaisons sont peu en vogue dans cette région, et les conserves de légumes salés *(vattal)* entrent pour une bien faible part dans la nourriture de l'Indien. Son pays, trésor de végétation, prodigue, en toutes saisons, ses fruits, à qui veut se donner la peine de les

---

(1) Dr. Huillet: Op. cit.
(2) A. Corre: Traité clinique des maladies des pays chauds.
A. Le Dantec: Précis de pathologie exotique.
(3) Jules Voisin, Roger Voisin et L. Krantz.

cueillir. Le poisson salé n'est guère plus recherché, même dans les villages éloignés du littoral où l'on ne voit pas reluire tous les jours, dans les paniers des poissonnières, les écailles fraîches de la sole ou de la pample.

Sous le nom *d'itchapatiame* les médecins indiens proscrivent le riz froid de la veille, le tayer, la citrouille, le margose, la morongue, l'agatti, l'huile de sésame, la moutarde, etc.

Les plantes aromatiques jouent un grand rôle dans la cuisine musulmane, tandis qu'une infime quantité d'assa fœtida, ce mets des dieux, comme l'appellent les Perses (1), relève à peine l'odeur des plats brahmaniques.

Les corps gras les plus usités dans cette partie de l'Inde sont le beurre, sous forme de mantègue, seul employé dans les préparations gastronomiques des riches, l'huile de sésame, l'huile de gingely, l'huile de coco et l'huile de palme. La brûlante huile de moutarde, si en vogue dans l'art culinaire des peuples gangétiques, ne sert que pour des usages médicamenteux chez les Méridionaux.

La graisse de porc dont la valeur alimentaire est très peu considérée par l'Hindou n'est employée que par les pariahs. Un homme de caste ne peut, d'ailleurs, point y toucher sans être forcé d'expier cet acte de témérité par une ablution à l'eau lustrale. La discipline militaire elle-même a été impuissante à déraciner ce préjugé, et la révolte des cipahis en 1857 qui mit la puissance britannique dans l'Inde à deux doigts de sa perte n'a pas eu d'autre cause que l'introduction des cartouches graissées dans l'armée. La réputation de l'axonge de nos pharmacies n'est sauvée que par l'étiquette usurpée de pommade.

Le coco (cocos nucifera) est employé dans la cuisine indienne, sous des formes multiples. Passé au crible des jugements des hygiénistes européens, il a été déclaré inoffensif, et ne fait que relever la saveur des mets où il entre soit en poudre râpée, soit en jus. L'huile qui en est le principe actif est très répandue, et peut être considérée comme une succédanée de l'huile d'olive. Incolore et d'une odeur agréable, elle a le défaut de rancir rapidement au contact de l'air.

A ce point de vue, et comme se prêtant moins aux mélanges frauduleux, la cocotine, qui est de l'huile de coco épurée, fabriquée depuis peu à Pondichéry, est appelée à un grand avenir. Elle peut

(1) Les Allemands ont cru devoir caractériser sa puanteur en la gratifiant du nom de *Stercus diaboli*.

très avantageusement remplacer toutes ces mantègues plus ou moins falsifiées qu'on débite dans les bazars. Mais, l'inéxorable mamoul indien s'oppose à son introduction dans les familles, même créoles, et à sa vulgarisation immédiate.

Parlerons-nous ici de ces friandises variées qu'on vend dans les rues ? La poussière des routes qui s'empâte sur la couche d'huile rance dans laquelle baignent ces mets grossiers en condamne l'usage. Du reste, l'homme de caste n'y touche jamais. Nous en exceptons, bien entendu, les appes et ses dérivés, ces succulentes galettes fraîchement servies sur nos tables, tous les matins. Elles sont toutes à base de riz et préparées sur-le-champ.

Les meilleurs ustensiles de cuisine dans ce pays sont encore les vases en terre cuite, affectant différentes formes peu communes ailleurs que dans l'Inde. Fragile, mais économique, cette batterie, la seule que l'apathie traditionnelle de l'Indien ne rend pas compromettante pour la santé, est préférable aux vases en cuivre employés dans les familles des brahmes, vases qui courent risque de perdre leur étamage et d'exposer à des empoisonnements.

Les instruments, cuillers ou louches, qui doivent servir pour transvaser les aliments, sont ingénieusement combinés. La moitié d'une noix sèche de coco enfilée au bout d'une baguette de bambou rend cet office. Il n'y a que les musulmans à qui le verre et la porcelaine ne passent pas pour un objet de souillure, qui se servent, pour cet usage, d'une petite cuiller en porcelaine d'une contenance de 15 grammes environ, et à manche excessivement court.

Chez l'Indien, les assiettes sont encore plus rudimentaires que les ustensiles de cuisine. Une feuille de bananier ou quelques feuilles de multipliant (ficus indica) cousues ensemble par de minuscules poinçons de balai, soigneusement lavée et étendue par terre compose tout son couvert. Cette assiette cueillie dans la nature, renouvelable à chacun des repas, n'aurait aucun inconvénient, si elle ne se laissait pas brûler par le riz tant soit peu chaud, et ne lui cédait, sous l'action de cette chaleur, son parfum et sa chlorophylle. Bien plus, tout liquide, le *rassam* (1), entre autres, ce complément indispensable d'un repas indien, se met en contact direct avec le sol où git cette feuille, et qui, souvent, vient de recevoir une couche fraîche de bouse de vache.

Les musulmans ont horreur de ce genre d'assiettes, et prennent leur repas dans des plateaux en cuivre étamés, quand ils ont des invités, ou dans des vases en faïence.

---

(1) Une solution de tamarin bouillie avec des feuilles à carri et quelques condiments aromatiques.

Il est facile de comprendre que pour de semblables assiettes, la fourchette et le couteau seraient mal venus; les doigts de l'homme, si bien disposés à cet usage, y suffisent amplement, et ne présentent rien de contraire à l'hygiène.

Les verres, objets de souillure et de contamination pour un homme de caste, sont remplacés chez lui par des timbales en argent ou en cuivre.

Les heures des repas varient suivant le genre d'occupation de chacun, mais elles sont régulières tous les jours. Quand à la femme, le Padmapouraname lui impose l'obligation de manger toujours après son mari, quelle que soit la circonstance. Une infraction à cette règle donne même au mari le droit de répudier son épouse, pour en choisir une deuxième (1).

Le Viradâme ou jeûne des brahmaniques est parfaitement bien compris pour le climat. Se renouvelant trop souvent dans l'année, nouvelle lune, pleine lune, 10e, 11e, 12e jour de chaque lunaison, Hégadâssi, Sivarâttry, etc., il serait presque une source de misère physiologique, s'il n'était permis de faire deux collations dans la journée, outre le copieux repas qui est le couronnement du jeûne.

Le ramadan impose aux musulmans une obligation plus rigoureuse; il intervertit l'ordre normal des choses en faisant, au point de vue de l'alimentation et des jouissances physiques, du jour la nuit ou de la nuit le jour, pendant un mois de l'année. Depuis le moment où la clarté du jour prend naissance, jusqu'au moment précis où le soleil disparait le soir à l'horizon, pas une goutte d'eau, pas même sa propre salive ne peut être avalée. Aucun genre de bain, ni même de toilette; l'usage du tabac est un péché; mastiquer du bétel est un crime. Le relent de la bouche de celui qui jeûne ainsi est, assure-t-on, plus agréable à Allah que l'odeur du parfum le plus suave. Après une abstinence aussi absolue pendant 12 heures, on rompt le jeûne par une cuillerée d'eau salée. Puis, toute la nuit est consacrée à réparer les forces perdues et à en puiser de nouvelles pour le lendemain. Aussi, ces orgiaques festins auxquels ils se livrent entre 2 et 4 heures du matin sont-ils souvent l'origine de graves troubles intestinaux qui finissent ordinairement par une épidémie de choléra.

Le législateur indien, au contraire, a établi que, quelle que fût la circonstance, le repas principal aurait toujours lieu dans la journée. Cette institution est sage dans ce climat chaud, où le travail de la digestion est toujours lent, et un peu plus paresseux encore le soir que le matin.

---

(1) Devala* : liv. II. p. 414

Chaque repas indien est précédé d'un nettoyage complet et consciencieux de tout le corps, quand on ne peut pas prendre un tub, ou plutôt se jeter de l'eau sur le corps, comme on le dit ici. Puis, après s'être bien essuyé, on s'asseoit par terre, face au nord ou à l'ouest, les jambes croisées, devant la feuille de bananier préalablement lavée où sont servis d'avance tous les mets. Le Sastra veut qu'on commence par le mets sucré et qu'on continue par l'acide, pour terminer par l'épicé. Cet ordre, quoique peu en rapport avec l'usage des Européens, n'a pourtant rien qui puisse le faire condamner. Il fait appel successivement à chacune des sécrétions qui doivent contribuer à la digestion : salive, suc gastrique et bile.

Le dessert consiste toujours en fruits, et un des plus communs est la banane. Les us et coutumes indiens qui l'ont érigé en emblème de l'abondance et de la fécondité, ne font que démontrer ses heureuses qualités. En effet, une banane mûre qui, dans cet état, a déjà transformé en sucre la plus grande partie de son amidon, contient environ cinq pour cent de substances albuminoïdes, un pour cent de matières grasses et plus de vingt pour cent de substances hydrocarbonées. « Deux bananes de taille ordinaire, dit « Mme L. Toussaint (1), fournissent autant de calories qu'un bon « beafsteack ». « Rien n'est d'une digestion plus facile que cet ad« mirable fruit, dit le même auteur ; c'est l'aliment de choix de tous « les estomacs délicats. Il y a toujours avantage à le manger cru ». Néanmoins, dans l'Inde, on le fait souvent cuire dans sa peau, comme on le fait d'une pomme, pour ensuite le sauter au beurre ou en faire une sauce piquante. En ce cas, on a soin seulement de couper les deux extrémités pour laisser échapper les gaz. Comme propriété médicinale, les auteurs indiens lui attribuent celle de guérir les douleurs prémenstruelles. La variété musa paradisiaca * est prescrite dans ce cas. Laxative par excellence, la banane est également souveraine contre la constipation habituelle des jeunes enfants; on préfère alors la variété *musa maculata* (oudirinuagé), administrée le matin à jeun à la dose de un ou deux fruits.

Moins nourrissante que la banane est la mangue dont la saveur exquise ne dissimule pas son goût térébinthacé. Réputée échauffante, elle produit quelquefois des embarras gastriques fébriles accompagnés d'urticaire. Aussi, son abondance, loin d'offrir des avantages, est-elle considérée par les gens du pays, comme l'avant-coureur d'une disette. On l'accuse de donner des maladies de la peau aux enfants, quand la mère en a abusé pendant la gestation. Les médecins la rangent dans la catégorie des excito-nervins.

---

(1) Journal des Accoucheurs.

La *goyave* (psidium-pomiferum) ne jouit pas d'une meilleure réputation. Classée dans la catégorie des fruits échauffants, elle contient une grande quantité de graines à téguments presque osseux qui la rendent souvent indigeste et toujours laxative. La médecine hunania vante ses propriétés antispasmodiques et la préconisent spécialement contre le hoquet.

A la fin du repas, nouvelle toilette. On se rince la bouche douze fois, d'après le Sastra de l'Inde ; les dents sont de nouveau nettoyées. On se lave les deux mains jusqu'au coude, et l'on va jusqu'à se laver les pieds.

———— o ————

CHAPITRE XII.

Boisson—Bétel.

« Quelque grande que soit la soif, ne boire qu'à la fin du repas ». Tel est le sage précepte édicté par Thérayer.

La boisson commune est l'eau que l'on va puiser dans des puits publics que la charité privée ou l'État a fait creuser dans différents endroits. Quand elle est recueillie dans les étangs ou les rivières, on a la précaution d'aller la chercher le plus que l'on peut au milieu de l'étang, ou en amont de la source, en se conformant ainsi aux données de l'hygiène.

On ne connaît point dans ces régions le procédé de la purification de l'eau par l'alun. A peine frotte-t-on sur la paroi interne du récipient un peu de noix à clarifier (1). Il serait à souhaiter que cet usage s'étendît dans bien des aldées où le repos et le passoir sont les seuls moyens de clarification de l'eau potable, et où les habitants sont si indolents pour la faire bouillir. L'eau chaude n'est employée ici que dans les cas de maladie. Cependant, si l'Indien observait les préceptes du Vâgadanoul, ouvrage attribué à Vêda-Viassar, il ne ferait usage que de l'eau chaude dans ses repas.

« Celui qui ne se sert que de l'eau bouillie, dit cet auteur, du « petit lait très étendu d'eau, de beurre fondu en mantègue, pendant « ses repas, non seulement est lui-même exempt de maladies, mais « en procure l'immunité à tous ceux qui prononcent son nom. » Un de nos savants contemporains (2) n'a point formulé en des termes moins précis cette importante règle de l'hygiène domestique. « La « recherche d'une bonne eau, dit-il, et la prohibition de l'alcool « constituent le commencement de la sagesse aux pays chauds, et la « sagesse, là plus qu'ailleurs, c'est la santé. »

L'usage est peu répandu de ces filtres anglais, si simples, si économiques, qu'on peut improviser partout en superposant trois panelles, dont l'une contient du charbon de bois, et la deuxième du gros sable de rivière. L'eau passant à travers ces deux vases vient se jeter dans la troisième, épurée et limpide.

L'Indien, après avoir répandu par terre quelques gouttes de l'eau qu'on lui présente, la boit toujours à la régalade afin de ne point contaminer, en l'approchant de ses lèvres, le gobelet en cuivre,

---

(1) Noix vomique.
(2) Kermorgant: Op. cit.

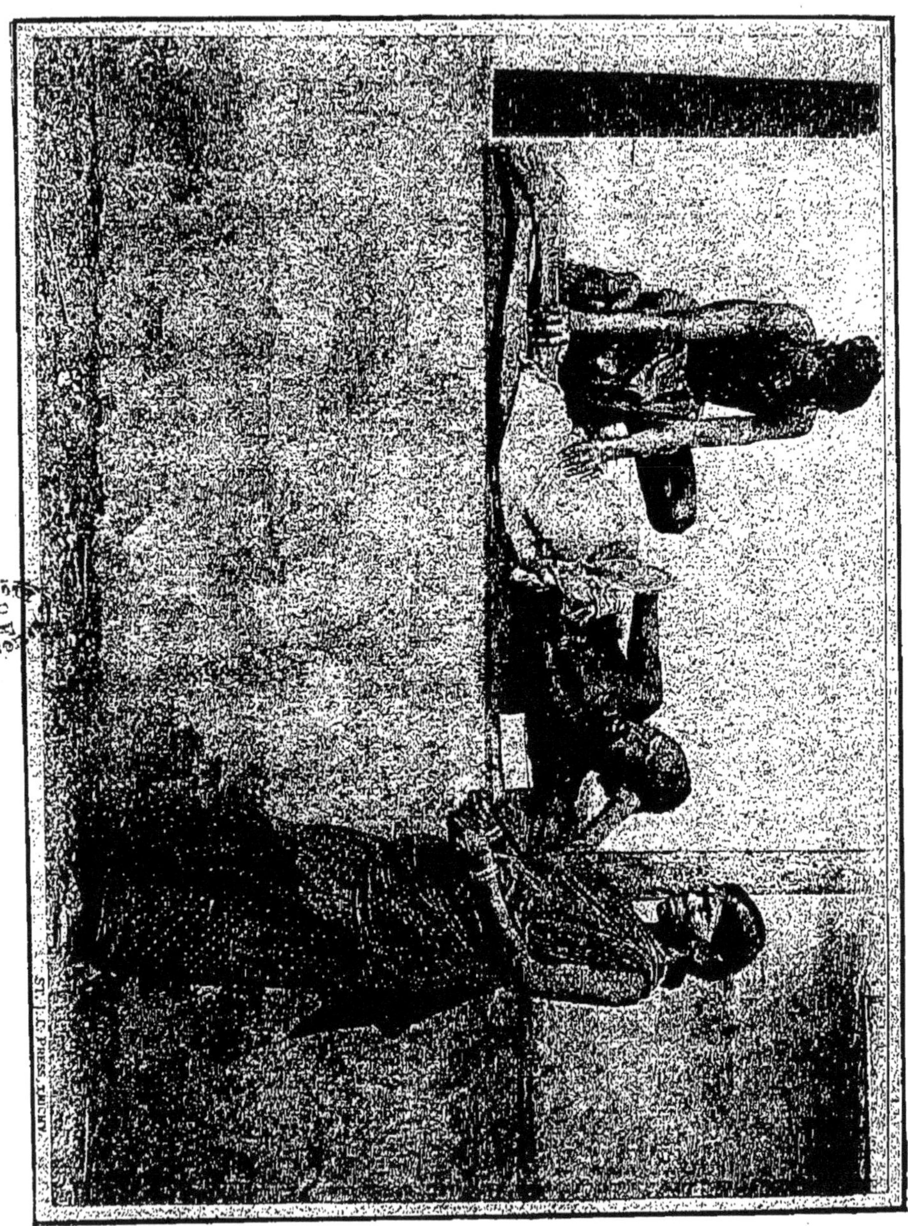

unique peut-être pour toute la famille, heureuse précaution hygiénique édictée par le législateur pour éviter une foule de maladies contagieuses.

Le café et le thé commencent à s'introduire partout dans les familles indiennes. On a même tendance à faire prendre de très bonne heure, aux enfants, l'habitude du café. Cette boisson excitante, si peu utile dans les climats chauds, est loin de procurer la force de croissance nécessaire à l'enfant du premier âge. Au contraire, il arrive souvent de rencontrer dans les grandes villes de ce pays, des enfants qui, après avoir joui d'une excellente santé pendant la durée de leur allaitement au sein, ont dépéri et sont devenus malingres, chétifs, irascibles, depuis qu'on leur a changé le régime. Il ne faut point en incriminer le sevrage, mais bien plutôt le café dont l'excitation factice et éphémère épuise ce jeune organisme.

D'ailleurs, peu d'Indiens savent préparer le café. La plupart du temps, ils le grillent, plutôt qu'ils ne le torréfient, dans une marmite ouverte, ils le pulvérisent dans un mortier ; puis ils le font bouillir dans de l'eau avec du jagre, et le passent : c'est le café qu'ils prennent toujours, heureusement ! coupé avec du lait.

Le lait de vache est la seule boisson préconisée par l'hygiène hindoue. Aussi, quand on prescrit le régime lacté à un malade indien, lui fait-on plaisir en spécifiant le lait de vache. Mais le médecin empirique, lui, préfère dans les cas de maladie, le lait de femme au lait de vache, sans doute parce que le premier sera plus difficile à trouver en quantité suffisante pour alimenter un adulte, et que ce manque pourra servir d'excuse à l'insuccès de son traitement.

Dans l'Inde, on fait avec le lait une espèce de Koumys qui s'appelle *tayer* ou lait caillé. Il n'est autre que du lait cuit, aigri et fermenté à l'aide d'une goutte de jus de citron ou plutôt d'un levain du vieux *tayer*. Nous en avons vu, dans le dernier chapitre, les funestes effets, quand il était additionné avec le riz froid. Mais, étendu d'une grande quantité d'eau, après que le battage en a retiré le beurre, il forme le petit lait appelé en tamoul *nirmòre*, boisson très recherchée dans les grandes chaleurs. Il est même distribué gratuitement dans les *tannipandals*, ces établissements de charité qu'on rencontre sur les grandes routes et dans toutes les fêtes religieuses, et où l'on vous fournit de l'eau potable. Cette boisson d'une saveur légèrement acidulée affecte agréablement le palais, et désaltère mieux que l'eau.

Nous ne saurions, sans ingratitude, omettre dans cette liste l'eau de coco, *yalanir* *, cette boisson si douce, si rafraichissante que le grand Hôtelier de la Création nous procure en tout temps et en tout lieu dans cette contrée. Cette liqueur naturellement stérilisée est à l'abri de toutes les infections qui peuvent contaminer une source, et est celle à laquelle doivent avoir recours les touristes et les chasseurs dans ces pays, lorsqu'ils manquent d'eau.

Parler ici de l'usage de l'alcool nous semble superflu. Ce poison qu'une civilisation mal comprise propage de plus en plus dans nos Etablissements Français de l'Inde, est dangereux dans les pays froids, et, à plus forte raison, dans les pays chauds, où le foie est naturellement porté à la congestion. C'est au médecin à restreindre le plus possible la prescription de ces prétendus vins toniques à base de quinquina ou autres. C'est une vérité incontestable, que l'alcool n'a jamais fait du bien, sous quelque forme qu'il fût, apéritif ou digestif, et qu'on se rappelle que, souvent, dans ces contrées où la religion tant brahmanique (1) que musulmane, en défend formellement l'emploi, les vins toniques des médecins ont été les premiers pas du vice. Le *callou* * et *l'arrack* * font déjà, hélas! assez de dégâts sans qu'on ait besoin de les décorer d'une estampille médicale.

Ce qui remplace ici le café et le petit verre des tables européennes, c'est le bétel qu'on ne manque jamais de chiquer après chaque repas. Riche ou pauvre, homme ou femme, citadin ou villageois, personne ne s'en prive. Il passe pour une denrée de première nécessité dans la vie de l'Indien, son jus est souvent employé dans les préparations médicamenteuses indigènes, soit comme excipient, soit comme véhicule. Il est un stimulant très énergique et d'une utilité incontestable dans cette région. Qu'il nous soit permis de remarquer en passant que le béribéri (2), affection si commune chez les peuples orientaux où la base de l'alimentation est le riz, n'apparaît que toutes les fois que le bétel fait défaut. Caserne, prison, convoi d'émigrants, voilà les milieux où cette maladie éclate de préférence. Tout en faisant la part qui revient à chacune des influences étiologiques de ce mal, neurasthénie, agglomération, malpropreté, prédispositions ethniques et alimentaires, ou plutôt tout en attribuant son apparition à un ensemble de causes qui s'ajoutent les unes aux autres (3), nous pouvons constater qu'en règle générale, dans une armée, le béribéri ne fait son apparition que parmi les soldats en

---

(1) Lois de Manou, liv. XI Slocas 146, 214.

(2) Cette maladie qui n'est pas donnée comme une entité morbide par les auteurs indiens fait partie des affections décrites par eux sous le nom de *Sôgueyrôgame*. Les toniques stimulants et ferrugineux en font le traitement.

(3) A. Kermorgant: considérations sur le béribéri.

colonnes, dans un bagne, il n'éclate que lorsque les prisonniers sont privés du moyen de se procurer du bétel (1), et à bord des bateaux, il cesse dès qu'on relâche dans un port où l'on peut se ravitailler (2). Ces considérations ne sont-elles pas de nature à faire proclamer le bétel, comme un antidote de la toxine du riz? Dans tous les cas, l'expérience a semblé confirmer notre opinion à ce sujet. C'était à Poulo-Condore, le béribéri décimait la population de ce pénitencier. La liqueur de Van Swieten et l'eau chloroformée qui avaient donné de magnifiques résultats pendant une épidémie précédente ne produisirent plus aucun effet pendant celle de 1905. Le temps semblait en avoir épuisé les vertus. Il est ainsi certains médicaments qui gisent délaissés, oubliés dans les rayons des pharmacies et qui jadis ont eu leur époque de gloire. Nous introduisîmes donc le bétel dans le traitement du béribéri et constatâmes que cette plante était, avant de nous arrêter au beuzonaphtol (3), celle qui donna le plus heureux résultat. Voici quel fut notre mode de traitement:

1°. Feuilles vertes de bétel à chiquer avec areck et chaux, matin et soir après chaque repas.

2°. Teinture alcoolique de bétel à 60°, obtenue par la macération de feuilles vertes de poivre bétel pendant 10 jours. Une cuillerée à bouche avant chaque repas.

3°. Injection intra-musculaire de jus de bétel dans les lombes.

Le régime alimentaire était toujours le même et consistait en riz, viande de porc et quelques grammes de légumes verts.

La durée moyenne du traitement était de 1 à 2 semaines environ.

Parmi les 189 prisonniers malades que nous soumîmes à ce traitement, nous enregistrâmes 65 guérisons dont voici quelques observations prises au hasard:

---

(1) Dans la prison générale de Pondichéry (Inde française) qui contient habituellement plus de 300 prisonniers, on n'a jamais observé une épidémie de béribéri. L'ordinaire des prisonniers y est plus restreint que dans les autres établissements analogues, et l'habitat et la vestiture laissent à désirer; mais dans l'enceinte de la prison, il existe une cantine où le bétel est débité aux prisonniers. A Poulo-Condore, au contraire, où les conditions hygiéniques sont les meilleures, où les prisonniers sont nourris mieux que nombre d'Annamites libres chez eux, le béribéri est devenu endémique, et est marqué souvent de recrudescences désastreuses. Dans ce même pénitencier les hommes préfèrent dépenser leur pécule à se pourvoir d'opium dont la vente y est malheureusement autorisée, tandis que les femmes s'achètent du bétel et de la noix d'areck. Les premiers sont ceux qui fournissent le plus grand nombre de victimes du béribéri; depuis la création du bagne dans cette île, on n'a jamais observé qu'un cas de béribéri parmi les femmes.

(2) Epidémie de Parmentier en 1862.

(3) Un gramme par jour en solution alcoolique.

N° d'Écrou	Noms.	Diagnostic et symptômes.	Date d'entrée à l'ambulance	Durée du traitement par le bétel.	Date de sortie de l'ambulance	Observations.
5961	Cao-van-Kinh	Béribéri sec — atrophie des membres — paralysie générale — Cachexie.	23 Février 1905	8 jours	27 Mars 1905	
5884	Lê - van - Gia	Béribéri humide — Œdème des membres inférieurs — ascite.	7 Mars 1905	31 jours	24 Mai 1905	
6283	Lê - van - Deù	Béribéri sec — impotence fonctionnelle des membres.	16 Mars 1905	7 jours	7 Avril 1905	
5775	Ng - van - Buv	Béribéri sec — impotence fonctionnelle des membres inférieurs — Angoisse précordiale.	1er Avril 1905	17 jours	11 Mai 1905	
6215	Lê - van - Khuê	Béribéri humide — Ascite et œdème des membres inférieurs.	22 Avril 1905	18 jours	25 Mai 1905	A présenté un abcès consécutif aux injections.
6224	Ng - van - Màu	Béribéri sec — impotence fonctionnelle des membres.	29 Avril 1905	14 jours	11 Juin 1905	A présenté un abcès consécutif aux injections.
4892	Trân - v - Muoi	Béribéri sec — atrophie des membres — paralysie générale.	2 Mai 1905	17 jours	26 Mai 1905	
5572	Trân - v. Hai	Béribéri sec — atrophie des membres inférieurs.	7 Juin 1905	14 jours	23 Juin 1905	
6022	Ng-v. Tuyêt dit Sau	Béribéri humide — Œdème des membres inférieurs — Ascite.	20 Juin 1905	16 jours	6 Juillet 1905	
3797	Ng - van - My	Béribéri sec — Atrophie des membres inférieurs.	23 Juin 1905	16 jours	9 Juillet 1905	
5962	Vuong-v-Kha	Béribéri sec — impotence fonctionnelle des membres.	27 Juillet 1905	23 jours	6 Septembre 1905	A présenté un abcès consécutif aux injections.
5607	Vo - van - Sach	Béribéri humide. — Ascite et œdème des membres inférieurs.	30 Août 1905	14 jours	9 Novembre 1905	
6252	Trân-van- Vân dit Ainh	Béribéri sec — paralysie de tous les membres.	4 Octobre 1905	10 jours	13 Décembre 1905	
6402	Trân - van - Lân	Béribéri sec — atrophie des membres; douleur vive aux articulations.	6 Octobre 1905	11 jours	3 Décembre 1905	

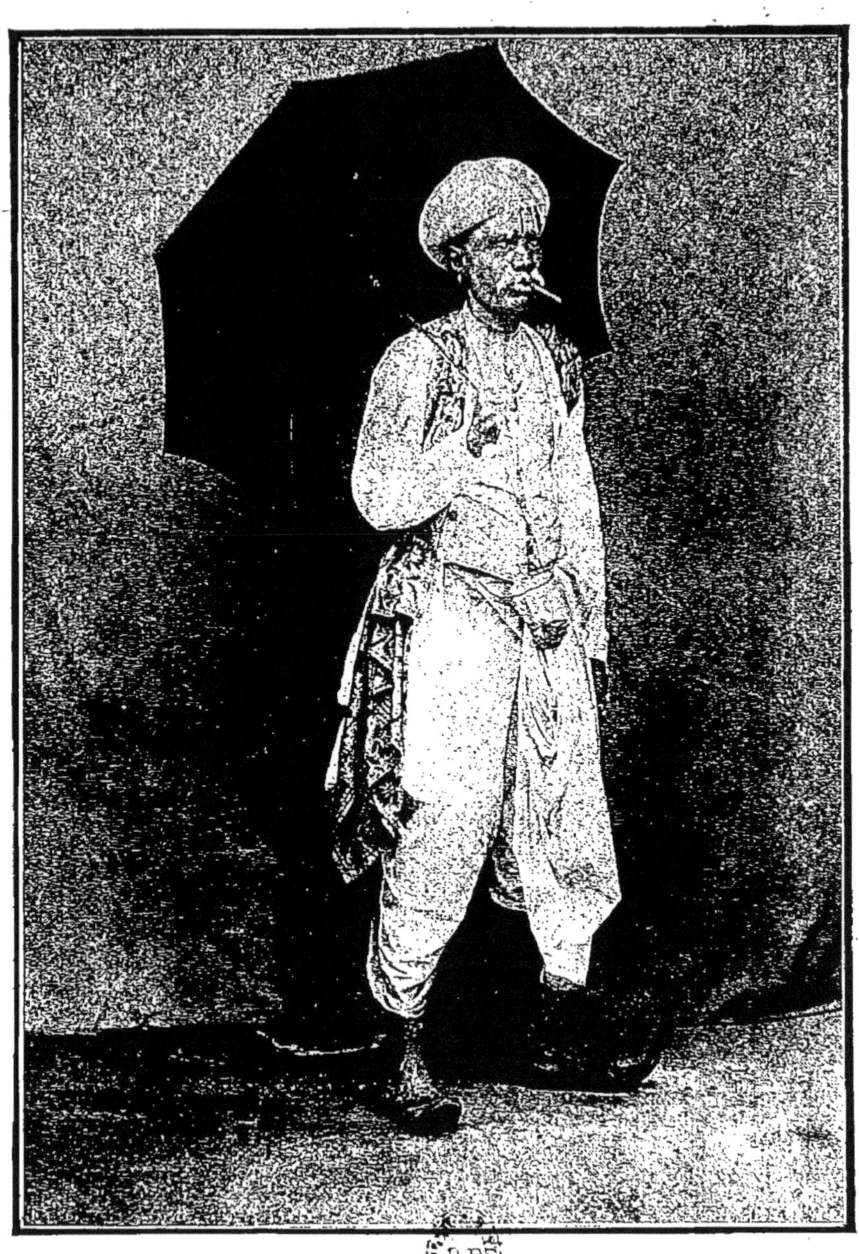

Un bureaucrate indien.

C'est de cette même feuille de bétel que le législateur indien a fait l'emblème de l'amitié et de la fidélité, afin d'en répandre l'usage dans tous les milieux. En effet, le béribéri, dont on trouve à peine la trace dans quelques observations cliniques de nos hôpitaux est inconnu dans le Sud de l'Inde, à moins toutefois qu'on ne le reconnaisse dans « la maladie appelée *Sapany* par les Indiens, et qui ré« gna épidémiquement en 1824 ; mais l'identité de ces deux affections nous paraît fort contestable (1). » C'est donc cette même feuille de bétel, garnie d'areck et de chaux éteinte (2) et gracieusement pliée en mille façons différentes que la femme indienne présente à son mari avec amour et respect, à la fin de chaque repas.

Mais, ce complément utile d'un repas indien, cette arme que la Providence a placée à côté du mal, ce bétel qui aide si avantageusement à la digestion (3) du riz devient lui-même une source de danger, quand on en abuse. Une conséquence immédiate de son abus est la chute des dents qui se déchaussent de bonne heure par suite de l'accumulation du tartre. L'intoxication chronique par le bétel se traduit par l'épuisement des glandes salivaires, perte d'appétit et excitation du pneumogastrique. Il nous est même arrivé de constater quelques cas de palpitation du cœur due à l'abus de ce masticatoire qui simulaient à s'y méprendre les accès d'angine de poitrine par lésions des artères coronaires et des artères de la base du cœur.

La femme musulmane dont les plaisirs et les distractions sont si restreints est celle qui fait l'usage le plus constant et le plus abusif du bétel.

Après le repas, les Hindous ont également l'habitude de se badigeonner le ventre d'une pâte de bois de santal qui, d'après eux, a la même propriété que le bétel, celle d'activer la digestion. Mais il n'est aucun doute pour personne que l'huile de santal, le principe actif de cette pâte, n'a, en application externe, d'autre vertu que celle de son parfum.

L'usage du tabac, prisé ou fumé, est d'une importation relativement récente. Suivant quelques auteurs indiens, son berceau aurait été l'Arabie où des médecins de l'antiquité ne pouvant se rendre maîtres d'une épidémie de choléra qui dévastait leur pays, auraient fait brûler des feuilles de tabac autour des habitations et auraient, par cette fumigation, chassé le miasme délétère. Malgré cette opi-

---

(1) Dr. Godineau : Op. cit.
(2) Obtenue en calcinant des coquillages.
(3) Il donne des vertiges aux personnes qui n'y sont pas habituées.

nion qui a encore cours de nos jours dans l'Inde, il est peu en honneur dans les familles indiennes des villages. Le cigare fumé uniquement par l'homme apparaît le plus souvent dans ces promenades matinales, imposées par la nature, qu'on fait aux abords des étangs, dans le but de combattre la constipation. A titre de fantaisie, on ne le voit que dans les bureaux administratifs : il aide alors à combattre le sommeil. Les accidents du tabagisme relativement rares ne sont constatés que dans ce milieu ; mais s'ils se traduisent quelquefois par la perte de la mémoire, ils ne déterminent jamais une aphasie complète de quelques secondes seulement.

L'opium, si répandu dans le Nord de l'Inde et chez tous les peuples orientaux, et dont l'usage n'est pas pour cela moins odieux que celui des liqueurs enivrantes est à peine connu dans l'Inde méridionale. Il n'y a guère que les soi-disant yoguis, ces religieux errants et mendiants de profession qui en mangent à l'état d'extrait gommeux, autant pour tromper la faim que pour y trouver l'extase contemplative qui leur est nécessaire pour abuser la crédulité publique. Les quelques rares fumeries qu'on rencontre dans les grandes villes de cette partie de la péninsule ne sont fréquentées que par les étrangers. Le musulman qui se sert du jus de grains de pavot dans ses mets, y cherche un arome plutôt qu'un effet narcotique.

Les exercices et les divertissements dans les familles indiennes n'ont aucun intérêt au point de vue médical. En dehors de son travail, l'Indien prend peu d'exercice. Aussitôt après le repas, il aime à s'étendre sur son *poyal* dans une pose nonchalante, tout en faisant éclater de temps en temps, comme des coups de tonnerre, de bruyantes éructations, félicitations à l'adresse de sa femme pour l'excellence du repas qu'elle lui a servi. Cette déplorable habitude est la cause presque unique de l'obésité précoce dont on est souvent atteint dans les classes riches, ou plutôt de cette polysarcie qu'on est tenté de prendre pour une exubérance de santé. Que ne puisse-t-on se rappeler en ce moment, le sage précepte contenu dans le Vichenoupouraname, et qui exige une promenade de cent pas au moins après chaque repas.

La sieste, quoique formellement interdite par l'hygiéniste hindou Therayer, est pourtant de mode dans toutes les classes de la population. A ce sujet, nous sommes de l'avis des hygiénistes européens qui s'accordent à dire que, dans les pays chauds, elle est même nécessaire, à la condition toutefois de ne pas la prolonger plus d'un quart d'heure ou une demi-heure. Au delà de ce terme, on éprouve de la fatigue, de l'hébétude, de la migraine, au lieu d'une agréable sensation de repos, de détente physique et intellectuelle.

On n'a pas besoin de prêcher ici les dangers des veilles prolongées. Elles n'ont lieu qu'en des circonstances imposées par la religion, tels que Sivarâtry, Taïpousam, Tiriodassi, Hégadassi, etc. Dès qu'il commence à faire nuit, chacun s'enferme chez soi, et sort le moins possible, afin d'éviter la rencontre des serpents et scorpions, ces hôtes dangereux qui, après être restés blottis dans leur gîte, pendant les chaudes heures de la journée, viennent, la nuit, prendre le frais sur la route, et y chercher en même temps leur proie.

Dans le coucher, la position du décubitus latéral gauche prescrite dans le Vichenoupouraname est peu conforme à la logique. Il semble au contraire que le décubitus latéral droit est meilleur avec les membres portés en avant et légèrement fléchis. Le cœur n'est pas comprimé. Le chyme se déverse librement dans le duodenum par son propre poids ; « le foie ne pèse pas sur l'estomac, et « la demi-flexion des membres met tous les muscles dans un état de « relâchement moyen, tandis que l'extension en relâche quelques- « uns, et en contracte d'autres. Le décubitus dorsal donne plus de « chaleur, et congestionne la moelle épinière (1). »

En général, le réveil est matinal, et selon le Nittia-carma, le grand rituel des Brahmes, le *grahasta* * doit se lever tous les matins une heure et demie environ avant que le soleil paraisse sur l'horizon. L'Indien ferait bien de profiter de cet unique moment de fraîcheur dans la journée, pour se donner un peu plus d'exercice que celui de vaquer aux besoins de la nature.

L'horaire de l'Administration française pour l'ouverture des bureaux est un réel obstacle à ces exercices hygiéniques et est la véritable cause de l'anémie du fonctionnaire, européen surtout, dans ces colonies. Après avoir passé toute une nuit à soupirer après un souffle d'air, ce dernier ne peut guère profiter de la fraîcheur matinale pour jouir d'un sommeil réparateur, appelé qu'il est à se rendre à son service dès 7h. 1/2 ou 8h. du matin. Rentrant chez lui par un soleil ardent après 11h., il commence à peine à goûter les délices de la sieste qu'il s'arrache encore à son repos pour rejoindre son poste à 2h. Le soir, il regagne ses pénates trop tard pour aller respirer l'air de la campagne ou se livrer à des sports bienfaisants. Les Anglais ont fait preuve d'une grande sagacité en n'appelant leurs employés au travail qu'après 10h. du matin et en les restituant à leur foyer dès 4h. du soir, sans leur infliger un repos illusoire pendant les chaudes heures de la journée.

---

(1) Dr. Huillet: Op. cit.

Les jours de chômage sont les jours de jeûne ou de fête religieuse qui ne reviennent que trop souvent dans l'année.

Cette vie journalière de l'Hindou uniforme pendant toute l'année est aussi inaltérable que le mamoul qui le réglemente. La vieillesse elle-même, si prompte dans ces pays, quoiqu'en dise le Sastra de l'Inde (1) n'y apporte aucune modification. Au contraire, si le jeune Hindou se laisse parfois entraîner à contrevenir à certaines coutumes ancestrales, à mesure qu'il prend de l'âge, il s'assagit et finit par devenir d'un rigorisme intransigeant. C'est ainsi que courbé sous le poids des années, fier de ses petits enfants qui l'entourent, l'octogénaire indien, *cheick* ou *Sanniassy*, selon la religion qu'il confesse, est encore celui qui observe le plus strictement les coutumes nationales, attendant dans une douce quiétude le paradis ou le *Kaïlache* * comme le terme de sa vie patriarcale : tel, dit le poète indien, un laboureur, ployant sous le faix d'une abondante moisson, regagne à pas lents, son foyer, pour y goûter les charmes d'un repos bien mérité.

———— o ————

(1) Le Sastra de l'Inde fixe à 120 ans la durée de la vie d'un homme. La décrépitude ne commencerait qu'après 80 ans.

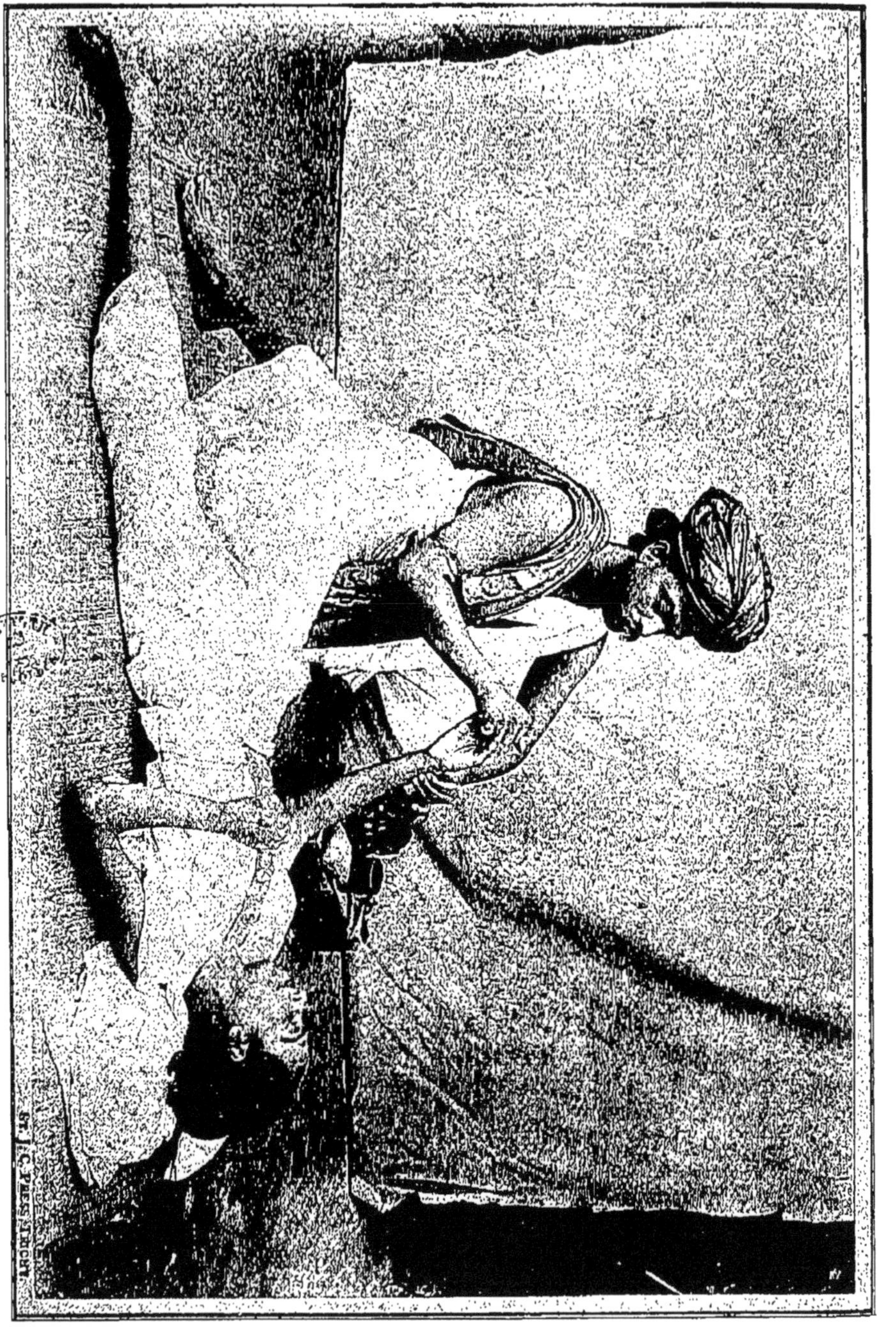

DEUXIÈME PARTIE

CHAPITRE XIII.

Etiologie des maladies — Portrait d'un médecin indien.

Dans ce croquis des mœurs de l'Inde que nous avons esquissé dans la première partie de cette étude, nous nous sommes efforcé d'en saisir le côté médical pour y porter telle modification que de droit, dans l'intérêt de l'hygiène. Nous avons également vu que, dans ces us et coutumes auxquels l'Indien fait de si grands sacrifices, il existe bien des points qu'il suffit de faire observer avec discernenement pour arriver au but.

L'ayulvéda, en effet, ce traité d'hygiène le plus ancien peut-être du monde, est rempli de préceptes sages qu'il est souvent utile d'appliquer dans ce pays tropical. Nous en avons déjà cité quelques-uns, et sans vouloir imposer à nos lecteurs la fatigue de tout l'ouvrage où une saine logique coudoie un insipide fanatisme, où les errements d'une imagination orientale font dévier la raison de sa droite ligne, nous en extrairons encore quelques-uns qui peuvent avoir droit de cité dans la médecine européenne.

« Ne faire que deux repas par jour, et non trois ;

Ne jamais avoir commerce avec une femme pendant le jour ;

Pas de sieste ;

Ne s'unir qu'avec une femme plus jeune que soi-même ;

Ne jamais s'exposer au soleil levant ;

Ne jamais manger un mets préparé de la veille, qu'il fût même de l'ambroisie ;

Ne remplir les devoirs conjugaux qu'une fois par mois ;

Prendre un vomitif tous les six mois ;

Se purger une fois tous les quatre mois ;

Ne jamais cohabiter avec une femme au moment de la digestion. »

De tels préceptes groupés en une longue série de strophes se terminent toujours par un vers final :

« Hémane (le génie du mal) n'a rien à faire chez qui suit ces « conseils. »

Mais la faiblesse humaine est grande. Ici comme partout ailleurs, l'homme, quelque précaution qu'il prenne, ne tombe que trop souvent malade. Cette phase de la vie indienne qui a un intérêt plus direct avec la profession médicale, sa maladie, renferme encore bien des particularités.

La religion brahmanique enseigne que les maladies au nombre de 4,448, avec leur mine terrifiante et lugubre, entoure *Hémane*, le Pluton indien, dans son royaume appelé *Hemalogame,* situé dans l'air à 86000 *Kâdames* au sud de la terre, soit 1,384.084 Kilomètres. Toutes ces affections sont destinées à punir les forfaits des humains, dont Sittirapouttirane, le comptable d'Hémane, tient le livre journal avec la plus stricte exactitude. Car, d'après le *Karmakandame* *, la maladie n'est qu'un châtiment infligé aux mortels par les dieux qui ont à faire expier une offense quelconque à leur égard.

Cette idée est tellement enracinée dans l'esprit des Indiens, que, partout, dans les plus petites indispositions, ils veulent voir le doigt de Dieu. Qu'il nous soit permis de rapporter ici un souvenir personnel. C'était le 8 Janvier 1902. Un camarade et nous procédions à l'analyse de l'eau du puits de Talattérou (Karikal). En nous rendant sur les lieux, nous nous permîmes de visiter un petit pagotin abandonné, situé aux abords de ce puits. Un moment après, pendant que nous opérions, se produit un accident. Ne voilà-t-il pas que toute la foule qui nous entourait, murmurait unanimement : « Le dieu du temple qu'ils ont profané avec leurs souliers s'est vengé ». On a été plus loin : on est allé jusqu'à nous proposer de faire des offrandes à ce dieu pour apaiser sa colère, et guérir notre blessure. Inutile d'ajouter que c'est l'habile main d'un de nos collègues, qui a opéré cette cure dont seul, Ganessah*, le farouche dieu du pagotin, était capable, à en croire notre entourage.

Manou, lui-même, enseigne que, dans le cas où il s'agirait d'un témoin sans caractère, si, dans les sept jours qui suivent sa déposition, il lui arrivait d'être malade ou tout autre malheur, sa déclaration ne pourrait servir de preuve.

Cette étiologie divine des maladies n'est pas seulement spéciale pour l'homme. Les épizooties sont reportées à la même origine, et les bêtes à cornes, dont le culte est imposé par la loi de Manou (1), paient souvent la faute des humains.

---

(1) Avant l'invasion européenne, le meurtre d'un bœuf était plus sévèrement puni qu'un homicide.

A côté du Karmame, il y a également le mauvais sort et les envoûtements qui peuvent engendrer la maladie. On voit souvent le soir, devant les maisons indiennes, un plateau d'eau rougie par le safran et le vermillon. Un piment y nage à côté d'un morceau de camphre qui brûle sur une feuille verte de bétel. C'est l'eau lustrale qu'on a promené dans la maison, et sur la tête de chacun des membres de la famille, pour éviter les ensorcellements. Mais quand, malgré ces précautions, une maladie se déclare, les exorciseurs apparaissent, et ne manquent jamais de trouver le génie du mal sur le malade.

Pendant notre séjour à Karikal, il nous est arrivé de soigner une jeune femme pour une déchirure d'oreille. Dans une chute, elle eut tout le lobule de l'oreille gauche emporté, comme sous le coup d'épée de l'apôtre Simon-Pierre, et nous allions arriver à un heureux résultat par l'autoplastie, lorsqu'au bout de quelques pansements, elle disparut pour se faire *bénir*, par un exorciseur dont la célébrité l'avait grisée. L'illusion ne fut pas de longue durée ; elle nous revint, mais hélas ! dans quel état.

Les *poussaris* ou desservants des pagodes sont ceux qui exploitent habituellement cette croyance, suite naturelle du fanatisme. Mais, ils ont de terribles concurrents dans toutes les castes, en particulier, parmi les musulmans. Ces magnétiseurs en herbe sont les personnages qu'un médecin met difficilement à la porte de chez ses malades, où il a pu supplanter les médecins empiriques. Car, quelque étrange que soit la conception de l'Hindou sur la genèse des maladies, il n'éprouve aucun scrupule à avoir recours à la science d'un ou, plus souvent, plusieurs *pandhidars**. Malade docile autant que pusillanime, c'est avec confiance qu'il se livre entre les mains de celui que la réputation a consacré médecin.

Ici, de nouveaux préjugés surgissent. Tous les jours de la semaine ne sont pas bons pour une consultation médicale. Les lundi, mercredi et samedi ont la réputation de porter malheur aux consultants. Le vendredi n'en a pas une meilleure : il fait durer la maladie. Le mardi et le jeudi sont les plus propices pour cette besogne, tandis que le *dies dominica* est réservé pour la préparation des médicaments.

Cette règle édictée par Agastayer, n'est pas sans danger pour les malades qui perdent quelquefois un temps précieux dans la circonstance, pour avoir recours à un homme de l'art.

Les heures les meilleures pour une consultation sont, d'après le même auteur, le matin aux mois de Sittiré et Vaïgacy*, la journée en Any*, Ady, Aypacy* et Cartigay*, le soir en Margagy*, Taye*,

Macy * et enfin la nuit, en Pangouny *, Avany * et Prattacy. Nous faisons ici grâce à nos lecteurs de la subdivision de ces heures en *Souriakalé* * et *Sandirakalay* *, en heures fastes et néfastes *, etc., variables chaque jour.

Ainsi donc, le médecin mandé dans un de ces jours et heures propices, consulte lui-même ses dieux lares, invoque leur secours, et tout en rendant hommage à son Gourou (1) mentalement, s'achemine d'un air grave et sérieux. Il est un des principaux personnages de la localité. Sa conduite doit être irréprochable, ses vêtements tout blancs, son âme pure et sans tache, son esprit tranquille, et sa conscience sans remords. Telles sont les qualités requises pour un bon médecin, et Agastayar ajoute que celui-là seul qui offre toutes ces garanties morales peut arriver à guérir un malade.

Quand un médecin va en consultation, nul ne doit tousser ou éternuer sur son passage. Ses yeux ne doivent rencontrer aucun mauvais présage sur la route : il préférerait retourner chez lui plutôt que d'aller où ses devoirs l'appellent, si, par exemple, il rencontrait seulement un chat traversant la route devant lui, de droite à gauche, une brahmine veuve, un marchand d'huiles croiser ses pas.

Une fois auprès du patient, il commence par s'orienter, et face à l'Est (2), il s'asseoit par terre et débute l'examen du malade par le pouls, quelle que soit sa maladie. Ce dernier doit être assis ou couché. Il ne doit avoir aucun lien qui lui serre le bras, ne pas rester appuyé sur le coude, ni avoir les jambes croisées. Le médecin, sans mot dire, s'empare alors de la main, la droite pour l'homme et la gauche pour la femme, fait claquer ses doigts, les enferme dans la paume de sa main gauche, et portant ensuite gravement sa main droite, il appuie ses trois doigts, l'index, le médius et l'annulaire sur l'artère radiale du malade, en soutenant le poignet avec le pouce appliqué sur sa face postérieure. Fermant alors les yeux, il se recueille et semble écouter plutôt que sentir sous ses doigts, dans le vague lointain de l'observation, les prodromes divers de la maladie qu'il interroge. Puis, avec un air non moins sérieux, il joue avec ses trois doigts comme sur un clavier : ainsi le veut la technique de cet art. Mais, s'il se sert de son cinquième doigt, l'auriculaire qui, généralement est en l'air, c'est de la virtuosité. Au besoin, il change de main, et tâte le pouls sur chaque bras tour à tour. Ce mime est quelquefois long, et continue de 15 à 20 minutes. Pendant tout

(1) Chaque médecin indien se coiffe du nom d'un fakir dont il se dit être le disciple : c'est ce maître qu'il désigne du nom de Gourou.

(2) Cette orientation à l'Est est prescrite par les auteurs des Védas dans chaque acte important de la vie : prière, coucher, repas, etc.

ce temps, un religieux silence est observé dans la maison. La nature entière est invitée à se taire, en ce moment solennel. Le coassement d'un corbeau, le miaulement d'un chat, le cri d'un lézard (à moins qu'il ne se fasse entendre au Sud (1),) le bâillement d'un assistant, le soupir du malade, un rien peut nuire à la gravité de la consultation, quand il n'assombrit pas le pronostic de la maladie. Et, ce recueillement universel ne peut être rompu que par le médecin lui-même qui pose sentencieusement son diagnostic, et institue son traitement.

Les traités de médecine enseignent qu'il faut compléter cet examen du malade par l'inspection de l'habitus extérieur, des yeux, de la langue, de la selle et des urines, et par la palpation de l'endroit douloureux. Mais, souvent le médecin contemporain qu'une pareille investigation pourrait mettre dans un cruel embarras, se contente du pouls, et soutient avec effronterie que, pour qui sait tâter le pouls, rien ne saurait échapper.

Bref, après cette consultation accouchée avec tant de cérémonies, arrive le quart d'heure de Rabelais. Cette minute toujours pénible, ne résonne point ici comme un glas aux oreilles du malade. D'après le Sastra de l'Inde, un médecin n'a pas le droit de se faire payer sa peine. C'est un sacerdoce qu'il exerce, et il lui faut cette abnégation et ce désintéressement des biens de la terre. Mais tous les ans, à chaque moisson, il a droit à sa part dans la récolte du village, de même que le garde-champêtre et le *poussari*. Dans toutes les fêtes de famille, il a son aubaine, de même que le maître d'école et le perruquier de l'endroit. Il est un des 18 fonctionnaires que l'organisation sociale du pays a mis à la charge de la commune, pour l'utilité générale (2). Cependant la convenance exige qu'on lui offre, à chaque visite, du bétel et areck, genre de politesse admis chez tous les Hindous sans distinction de caste ni de religion ; et il est également de bon goût de glisser sous les arecks une petite pièce de monnaie. Cette infime récompense est loin d'encourager les médecins indigènes qui, pour la plupart, frisant la misère, sont obligés de cumuler d'autres métiers pour gagner leur pain. Personne d'entre eux n'aurait aujourd'hui le courage de suivre en cela les conseils d'Agastayar, et d'exiger le prix de sa peine immédiatement après chaque consultation, de même, dit le déontologiste indien, qu'une courtisane, un marchand, un coolie.

---

(1) Il est alors de bon augure.

(2) Les 18 fonctionnaires sont dans l'ordre suivi par le législateur : un poussari, un brahme pourohita, un médecin, un maître d'école, un garde-champêtre, un barde, une bayadère et son musicien, un berger, un charpentier, un forgeron, un potier, un barbier, un blanchisseur, un savetier, un cordier, un *taléary* et un *tôty* ou vidangeur.

Mais si, en lui infusant la science, le *Gourou* du médecin indien lui a interdit de se faire payer sa peine, il lui a donné la liberté de se faire payer ses médicaments, et cette industrie suffit à son bonheur.

Pendant la durée de la maladie, concurremment à la prescription médicale qui, il faut le reconnaître, est exécutée avec un religieux scrupule, des neuvaines sont célébrées en l'honneur de tous les dieux du ciel et de l'enfer. Aux premiers, on demande la guérison; on cherche à apaiser l'ire redoutable des seconds par des prières et des offrandes quotidiennes. Le malade lui-même est affublé d'amulettes de tout genre. A ses bras, on attache des pièces de monnaie enroulées dans un linge jaune: ce sont des vœux auxquels le malade s'engage tacitement,

La guérison d'une maladie n'est, en effet, qu'une nouvelle occasion de sacrifices aux dieux. Les vœux qu'on accomplit sont aussi incohérents que variés: c'est à qui se martyriserait le plus pour témoigner sa reconnaissance à l'Etre suprême. Ceux-là seuls peuvent se faire une idée de ces mœurs barbares, qui ont assisté à une fête brahmanique.

Mais, quand la terminaison est malheureuse, on s'arme d'une sainte résignation pour la volonté divine. Les médecins indiens dont (nous leur devons cette justice) le dévouement est à toute épreuve, suivent la marche de la maladie avec une assiduité infatigable; et, sans être assaillis, comme leurs collègues européens, par les pourquoi importuns des familles, ils parviennent à enterrer leurs malades stoïquement. Car, leur philosophie théiste leur enseigne que la mort par maladie n'est qu'un châtiment plus sévère des dieux, et que les hommes vertueux doivent mourir d'une mort soudaine, sans souffrance.

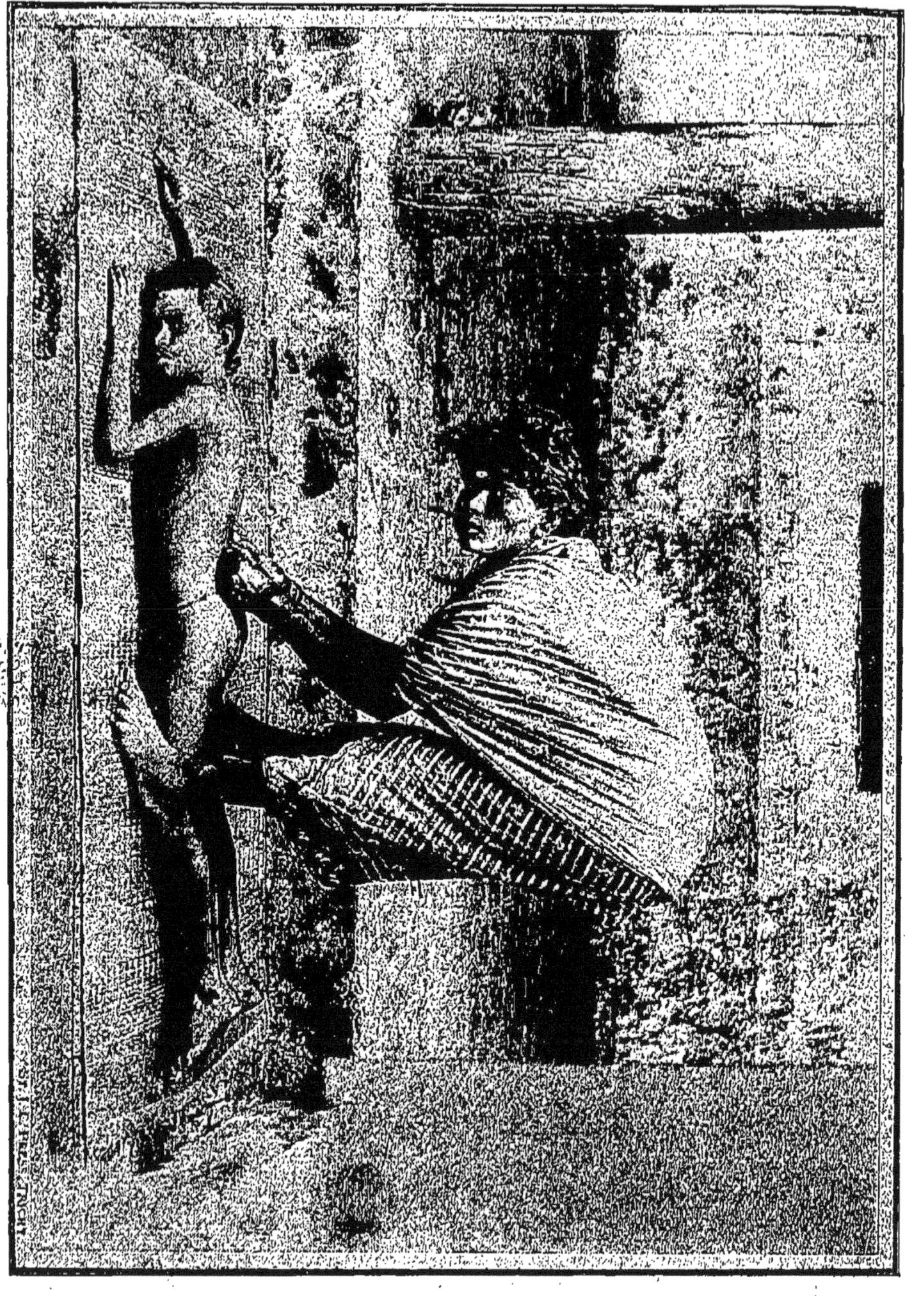

chirurgien. De quelque nature que soit l'opération pour laquelle on requiert leur ministère, ils n'ont pour la faire que leur rasoir, s'il s'agit d'amputation, ou que l'espèce de poinçon tranchant dont ils se servent pour rogner les ongles, s'il s'agit d'ouvrir un abcès ou de faire d'autres opérations semblables. Molière n'aurait pas seulement trouvé une seringue dans l'arsenal du médecin indien.

L'art de la castration elle-même, si largement pratiqué au temps de la conquête de l'Inde par les Arabes, est ignoré des médecins hindous de notre époque, puisqu'il n'est cultivé que par les vétérinaires.

L'art dentaire est inconnu. L'Indien est généralement pourvu d'une bonne denture. L'extraction des dents est un châtiment qu'on inflige aux sorciers imposteurs qui, ainsi édentés, ne peuvent plus prononcer distinctement leurs *mantrams* * diaboliques. L'instrument dont on se sert pour cet usage est, en général, une tenaille, et les dents arrachées sont les deux incisives médianes de la mâchoire supérieure.

Les seules opérations qui aient survécu au naufrage de l'antique chirurgie des Hindous sont celles de l'abaissement de la cataracte. « Voici leurs procédés des plus primitifs : avec une lancette à grain « d'avoine, ils pratiquent leur incision en dehors de l'œil, au « même endroit que nous ; ils la retirent et introduisent par cette « ouverture un petit instrument en cuivre long de 10 centimètres « environ et terminé à une extrémité par une petite pyramide qua- « drangulaire, avec laquelle ils abaissent la cataracte, et qu'ils lais- « sent en contact un certain temps avec elle. Ils prétendent que le « cuivre a une action dissolvante sur l'opacité du cristallin (1). »

Toutes ces lacunes de la médecine indienne n'ont fait que rehausser l'éclat de la science européenne dans cette région. Notre chirurgie est peut-être la seule partie de la médecine à laquelle le médecin de ce pays veut bien concéder quelques points. Loin de prêcher, comme jadis, l'horreur du bistouri, il commence à en reconnaître la supériorité, et n'hésite plus maintenant à diriger sur nos hôpitaux les malades chez qui une intervention chirurgicale est jugée nécessaire. C'est même là, l'unique source d'alimentation des consultations de nos hôpitaux et maisons de santé.

L'hydrothérapie a son représentant célèbre dans le sud de l'Inde. Cette hydre qu'on a vainement essayé d'abattre par la force des lois, et dont la gloire est assise sur une hécatombe d'êtres hu-

(1) Dr. Huillet: Op. cit.

mains, a encore ses adorateurs convaincus. Mais, en général, l'Indien qui aime tant les bains, quand il jouit d'une bonne santé, en a une horreur instinctive en cas de maladie, et on arrive difficilement à le convaincre de l'utilité du système balnéatoire dans quelques pyrexies infectieuses. Les douches sont prescrites exclusivement dans les cas d'aliénation mentale, après une énergique friction de jus de citron sur la tête.

La massothérapie est fort en vogue dans cette partie de l'Inde ; et les riches se paient tous les soirs, à défaut d'exercice physique, le luxe d'un massage de tout le corps par des professionnels. Elle est également employée avec succès par les bonnes femmes dans la pédiatrie, dans les cas d'entérite par atonie intestinale.

L'ignipuncture est pratiquée par les médecins indiens dans le rhumatisme articulaire. L'huile de margousier s'emploie à la température bouillante pour les fomentations. Les ventouses sèches sont quelquefois appliquées dans les maladies supposées engendrées par le vent, telles que rhumatisme ou le point de côté. Leur vésicatoire consiste en écorce de moronguier écrasée en pâte, ou des feuilles de tamarinier bouillies dans de l'eau de curcuma, avec quelques gousses d'ail écrasées. Il donne d'excellents résultats.

Il n'en est pas de même du pigeonneau partagé en deux, et assaisonné d'une pâte de curcuma, qu'on attache sur la tête, en cas de congestion cérébrale, (sans doute en guise de glace). Son application, dernière ressource des médecins indiens est presque une extrême-onction donnée aux malades. Si elle n'a jamais fait du bien, il faut également ajouter qu'elle n'a jamais fait d'autre mal que celui de retarder une médication plus judicieuse.

Nous ne nous arrêterons pas non plus sur cette promenade à dos d'éléphant qui est réputée guérir ou plutôt prévenir les varices chez les enfants. Cette croyance est exploitée par les cornacs qui se perdent dans ces parages, pour gagner leur pain et celui de leur pachyderme.

Le tatouage qui est préconisé dans les livres hindous, comme traitement de certaines maladies de la peau, lèpre, vitiligo, n'est dans cette région qu'un art de parure ; et ce sont les *Kourattys* qui le pratiquent avec talent, il est vrai, mais non sans faire souffrir le pauvre patient. Ce sacrifice à la beauté (tous les goûts sont dans la nature) occasionne quelquefois le tétanos et l'érysipèle, et on a peine à croire jusqu'à quels organes délicats, on porte l'aiguille du tatouage.

La métallothérapie indienne a des prétentions inconcevables ;

et il y a des maladies auxquelles elle est exclusivement appliquée. Ainsi, l'oreillon (1) ou plutôt le mal de mouton, comme on l'appelle ici, est traité par des colliers en or, et l'hydrocèle par un anneau en fer au gros orteil du côté correspondant. L'or pur administré en pilules dans un excipient quelconque a la réputation de donner la longévité et la virilité jusqu'à un âge avancé, tandis que l'argent est préconisé contre la lithiase rénale et le retrécissement uréthral.

Le magnétisme dont jadis l'Inde a été le berceau n'est plus aujourd'hui qu'un vague souvenir, et compte très peu de fervents. Les exorciseurs en ont fait un art diabolique et s'en servent contre l'hystérie qui passe dans l'Inde pour une possession, comme toutes les névroses du reste; telle a toujours été la croyance de tous les peuples primitifs.

La magie noire et la sorcellerie qui sont également une branche de la science médicale hindoue sont enseignées dans l'*Adarvana-Védame*, et ne comptent à notre époque, que de rares adeptes dont les plus effrontés, nous voulons dire, les plus célèbres, appartiennent à la classe musulmane.

Quant à l'art obstétrical, il est délaissé entre les mains des matrones, accoucheuses par hérédité. Celles-ci sont toujours munies de leurs poinçons en bois pour percer la poche des eaux. Elles se servent quelquefois d'un lacet dans les cas de procidence d'un membre. Leur forceps n'est que leurs dix doigts crochus et sales.

A force d'éliminer ainsi toutes les branches de la médecine, il n'en subsiste que le tronc, la pathologie interne, représentée par le grand *Agastyamouni*, un des 18 Sittars. C'est ici que le médecin indien a la prétention de détenir le record, et que tous ses compatriotes sont persuadés qu'il possède une science supérieure à celle des universités occidentales. La vérité nous oblige ici à reconnaître ses cures incontestables parfois, et on aurait tort de les attribuer au hasard ou à la chance: l'Ayulvêda contient une thérapeutique digne d'être étudiée (2). Seulement, étant donné la vocation de celui qui exerce dans ces régions le métier de médecin, comme nous l'avons vu au commencement de cette étude de mœurs, il est peu de médecins à notre époque qui connaissent leur art.

Toute leur physiologie se divise en trois grands chapitres, *Vâdame*, *Pittame*, *Séttoumame* qui ne sont autres que l'eau (Settoumame) le feu (Pittame) et l'air (Vâdame). Identiques aux éléments primordiaux de la planète que nous habitons, ils sont super-

(1) Rarement compliqué du gonflement des testicules.

(2) Nous nous proposons de publier ultérieurement un formulaire thérapeutique tamoul.

posés dans le corps humain, dans le même ordre que sur la terre, le feu au bas-ventre, l'eau à la poitrine, et l'air à la tête, et ne sont que les synonymes de ce que nous désignons par les termes digestion, circulation et influx nerveux.

Suivant les auteurs indiens, ces trois fonctions sont conduites par les cinq corps simples (sic) qui forment le *pandjapoudame*, indispensable à l'existence d'un être animé, et qui sont la terre *(piroudivi)*, l'eau *(appou)*, le feu *(teyvou)*, le vent *(Vayvou)* et l'air *(Agayame)*. Celui d'entre eux qui a prédominé au moment de la fécondation de l'ovule, imprime son influence sur le corps et donne lieu aux différents tempéraments de l'homme. Au nombre de trois, ces derniers, quoique désignés sous le nom de *Vâdadégame, Pittadégame* et *Séttoumadégame*, correspondent plutôt à notre classification d'arthritique, sanguin et nerveux. « Le premier, dit Agastayar, se caractérise par un pouls relativement lent, une force physique peu développée, une intelligence ordinaire, la tendance à la constipation, un appétit génésique modéré, un caractère sournois et une volonté ferme. Les sanguins présentent un pouls plus rapide. Ils sont doués d'une forte constitution et d'une intelligence vive. Les cheveux blancs apparaissent avant l'âge ; les yeux ont une teinte rouge à l'angle externe. Portés à la concupiscence, ils ont toujours le corps chaud. D'un caractère franc et jovial, ils sont poussés vers l'étude des sciences abstraites. La dernière catégorie comprend les femmes, ces êtres délicats dont le pouls pétillant mais dépressif est l'indice d'un organisme faible, ces filles d'Eve aux longs cheveux dont les yeux de nacre et de velours sont fascinants comme ceux d'un serpent, dont le corps entier est un océan d'amour, et le caractère une énigme perpétuelle ».

Malgré cette classification du genre humain, pour qu'il y ait une parfaite santé, il faut que, dans chaque corps, les trois éléments ou *nâdhis*, marchent de pair, avec une harmonie constante. C'est le passage d'un d'eux dans le domaine d'un autre, ou l'exagération de l'activité propre à chacun qui engendre la maladie.

Ainsi, comme aucune maladie ne peut échapper à cette division, le cadre nosologique est simplifié et le médecin indien trouve sa tâche facilitée. Obligé de diagnostiquer le mal par le pouls sans interrogatoire préalable, ni autre moyen d'examen, quand il s'agit du beau sexe, on peut remarquer que dans l'oraison qu'il chante devant le malade, ces trois mots cardinaux de la pathologie, vâdame, pittame, séttoumame, sont les plus fréquents et les plus retentissants. Nul doute que, plus tard, en interrogeant son malade, il ne trouve toujours moyen de rattacher son cas au verset qu'il a récité, en posant son diagnostic.

Cette triade médicale, est, en effet, considérée par les auteurs indiens, comme la clef de voûte de la physiologie humaine « Les 72000 nerfs, dit Agastayar, qui s'enchevêtrent dans le corps humain, comme une liane de pipangaye, ne sont que les branches des dix principaux *(dassanadhi)* qui se répartissent de la façon suivante : deux nerfs qui parcourent tout le corps des pieds à la tête en se croisant au niveau des lombes, *(Idagaley, pingaley)* un pneumogastrique, *(sougimouney)*, deux auditifs *(alambiday, ialbouroudane,)* deux oculo-moteurs communs *(attisang, couvay,)* un glosso-pharyngien *(Kandary)* et deux pour les membres supérieurs *(Sauguinigourou)*.

« Ces dix nerfs sont encore synthétisés en trois groupes distincts qui forment le *vâdame*, le *pittame* et le *séttoumame*. Ce sont ces trois grands troncs qui sont en lutte continuelle avec les *humeurs peccantes* qui leur livrent des batailles aussi terribles, si ce n'est plus, que la phagocytose de la science moderne. Mais, comme ils sont tous gouvernés par le cœur qui leur distribue le suc nourricier au moyen d'un admirable système d'irrigation, tout état morbide de l'un d'entre eux a sa répercussion sur cet organe dont le pouls est le miroir fidèle. »

Aussi, le pouls est-il le plus important élément de diagnostic dans la pathologie hindoue. Savoir en saisir toutes les nuances, voilà le grand secret des médecins indiens.

Nous réservant de revenir sur cet art qui joue un si grand rôle dans la pratique médicale de l'Inde, nous terminerons ce chapitre par quelques mots sur la thérapeutique et la pharmacopée du pays.

Les médicaments hydrargyrique et évacuant sont les piliers de la thérapeutique de l'Inde. Peu nous importe de savoir si l'Esculape indien y a introduit le mercure à titre d'antiseptique ou d'antisyphilitique. Le fait est qu'il n'est point de maladie, à quelque classe qu'elle appartienne, vâdame, pittame ou séttoumame, qui ne soit passible d'une dose d'hydrargyre sous une forme ou sous une autre.

Le médecin indien toujours avare du sang de ses malades quand il s'agit d'un coup de lancette, n'hésiste jamais à les anémier, à leur soustraire le sérum des vaisseaux sanguins par une purgation violente et prolongée ; l'aloès, le croton *(nervalam)*, la coloquinte *(pécoumitticaï)*, l'ellébore noir *(Kadhougourôguinhi)* et le jalap font partie de ses prescriptions journalières. Aucun âge, aucun sexe, aucun état pathologique ne trouve grâce devant ces énergiques moyens pour chasser les humeurs morbides.

Les diurétiques ne sont pas moins en honneur que les drastiques dans la médecine indienne. La chicorée d'Inde *(Sevattoumoul-*

langui), le chiendent (*arougane*), le curcuma, la scille (*nariven-gayame*), l'hémidesmus et tant d'autres racines sont administrées en décoction ou en infusion.

Quant à la pharmacopée, c'est le médecin lui-même qui est à la fois pharmacien. C'est lui qui prépare les médicaments souvent sous les yeux de son client, pour relever le prix de sa drogue et de sa peine. Tout son laboratoire ne consiste qu'en quelques mortiers ou *Kalvame*, en grès, granit ou fer, de forme et de dimensions variées.

Les médicaments sont toujours administrés sous forme de pilules ou électuaires.

La posologie est d'une simplicité primordiale. Les différentes graines usitées dans le pays, graines de sésame, graines de moutarde, graines de tamarin, etc. servent d'unité de mesure, pour déterminer le volume de leurs bols ou pilules. La dimension des pièces monétaires anglaises, une cache, trois caches, six caches, sert à doser la quantité des liquides médicamenteux de consistance sirupeuse. Pour mesurer une plus grande quantité de liquide, on emploie les mesures de capacité en cours dans le pays, tels que le *magany* * et le *padhy* *.

Pour les substances médicamenteuses tirées des végétaux, on infuse ou on broie ces végétaux eux-mêmes, et on les fait avaler ainsi en nature. Les principes actifs de ces mêmes végétaux qu'on emploie dans la pharmacopée européenne sont loin de satisfaire la conscience d'un malade indien. Ainsi, que les médecins européens n'oublient pas que la prescription d'une tisane quelconque, la plus anodine du monde, leur attire dans une famille indienne plus de sympathie que toutes leurs ordonnances magistrales les plus recherchées.

Quant aux métalloïdes et métaux, on leur fait subir un si grand nombre de transformations, qu'ils finissent par perdre leurs propriétés. C'est ainsi que, pour en citer un exemple, le mercure que les médecins hindous emploient dans les affections syphilitiques, agit bien moins efficacement que celui de nos laboratoires.

Mais cette transformation elle-même qu'ils font subir à ces corps est pour eux, un titre de gloire. Le creuset est souvent mis à contribution dans leur art, et il est curieux de les entendre raconter toutes les extravagances chimiques qu'ils peuvent atteindre par ce moyen. Inutile de les mettre à l'épreuve : ils vous demanderont des choses impossibles, comme matériaux à leur *podame*, un morceau de l'arc-en-ciel, par exemple, ou du feu tiré du centre de la terre.

Là où cet art du *podame* est porté à son apogée, c'est dans l'alchimie. Celle-ci n'est qu'une branche de la science médicale indienne ; et un médecin, dans toute l'acception du mot, est sensé connaître également l'alchimie. Mais seulement, les médecins hindous actuels n'y arrivent pas, parce que précisément, il leur manque, disent-ils, les matériaux nécessaires pour allumer le *podame* alchimique. Ils se contentent alors d'affirmer, avec beaucoup de conviction, du reste, que l'alchimie a existé au temps où les dieux vivaient sur la terre. Heureux temps, où sans doute, ces êtres immortels n'en avaient pas besoin !

Cependant, ce sont ces mêmes charlatans à qui l'on confère ici le titre de médecins, voire même, à qui l'on a voulu reconnaître une existence légale. Les archives médicales de Karikal portent les traces d'un retentissant procès qui a eu lieu en 1899 dans cette même ville contre un de ces marchands d'orviétan. Sans en vouloir remuer les cendres encore fumantes, nous constaterons seulement avec regret que, dans cette cause, les termes de « médecins indigènes » ont donné lieu à des interprétations peu dignes de l'école de médecine de Pondichéry, cette pépinière de jeunes et vaillants apôtres de la médecine européenne, et que l'article 14 du décret du 17 août 1897 (1) qui a rendu la loi du 30 novembre 1892 applicable aux Colonies, ne prête à aucune de ces coupables ambiguités qu'on a voulu soulever.

———o———

(1) Promulgué dans l'Inde française le 15 Avril 1898.

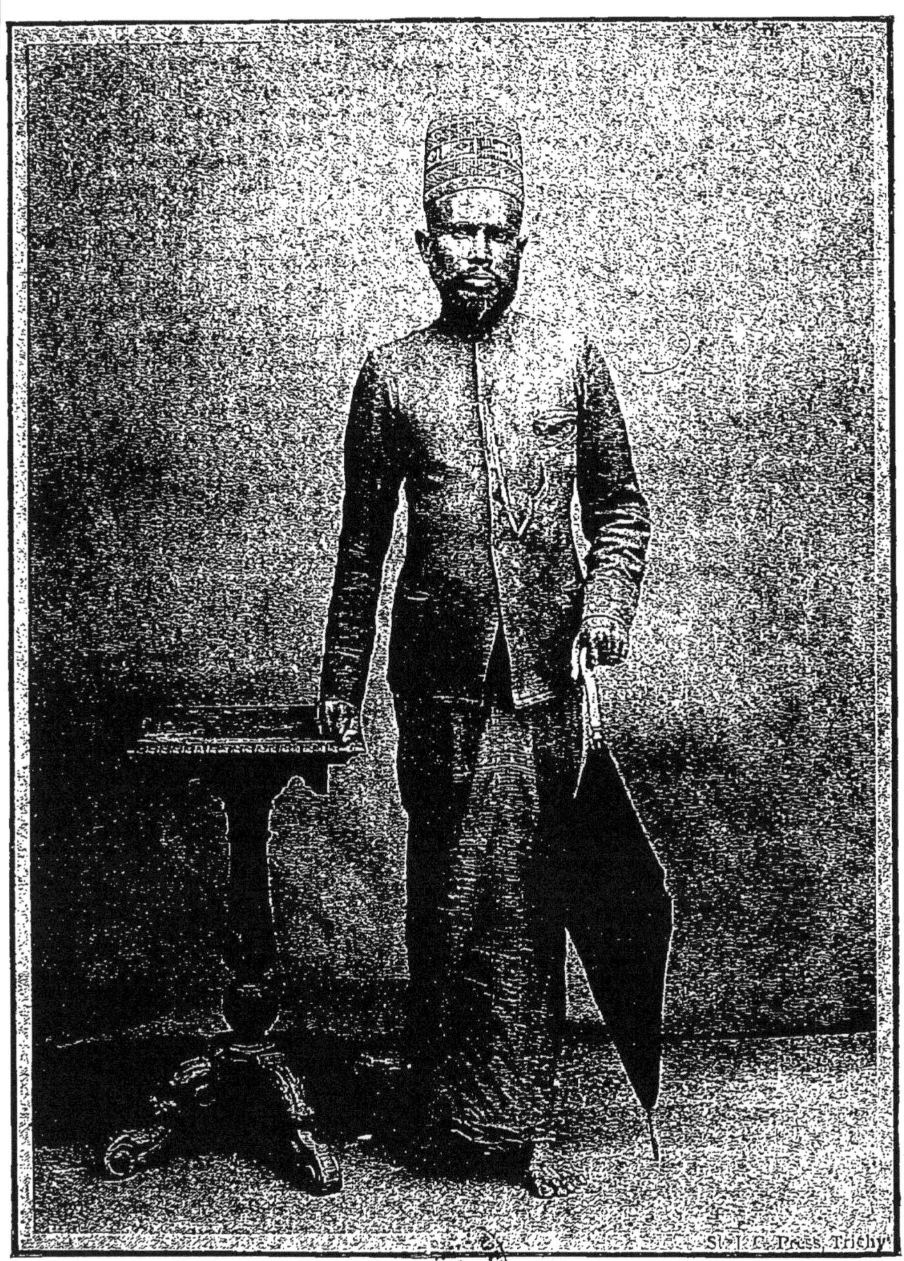

Type Musulman.

CHAPITRE XV.

Le pouls dans la médecine indienne — Manycadénoul — Médecine Hunania.

Le grand reproche qu'on fait dans ce pays aux médecins européens est de ne point savoir tâter le pouls, art dans lequel leurs confrères indiens sont sensés exceller. Un malade hindou, quelle que soit son éducation morale, sa confiance dans la médecine européenne, n'a point sa conscience satisfaite, tant qu'on ne lui a point appris quel est l'élément, vent, bile ou échauffement, qui préside à sa maladie. Il est, en effet, certaines croyances ataviques, certaines théories séculaires profondément enracinées dans l'âme des peuples que le temps lui-même, ce grand maître des choses d'ici-bas, ne détruira pas de sitôt. Si le contact civilisateur a fait adopter à l'Indien instruit de nombreuses améliorations amenées par la science moderne, il n'en a pas moins conservé quelques-unes de ces vieilles coutumes qui font partie de la vie courante. Aussi, est-ce sans scrupule, ni méchanceté qu'il consultera après le départ d'un médecin européen, un de ses compatriotes réputé médecin, dans le but unique de se rendre compte du principe nocif qui a été le point de départ de sa maladie. Tant que cette consultation ne dépasse point cette limite, le médecin européen a le devoir de la tolérer, comme il tolère les poussaris et les exorciseurs auprès de ses malades ; car dans cette région équatoriale où, comme le dit le Dr Huillet, le pouls n'acquiert jamais le caractère de plénitude vibrante qu'il a en Europe, ou même dans certains pays tempérés, l'imagination fait plus souvent les frais que l'expérience et le raisonnement, dans cet art si vanté des indigènes ; et si ce n'était l'ingéniosité du médecin indien, que de fois sa science ne ferait-elle pas faillite devant la brutale réalité. Mais il est aussi de toute justice de reconnaître que la plupart du temps, ce dernier n'a point d'autre ressource pour diagnostiquer les maladies que le pouls.

Agastayar décompose le pouls en trois parties distinctes correspondant aux trois éléments qui se partagent le corps humain, Vâdame, Pittame, Settoumame, ou Silettoumame (1). Nous avons vu, quelle devait être l'attitude du médecin et du malade pendant cette exploration digitale du pouls. La radiale est considérée comme

(1) Ou encore Ayame.

presque l'unique artère qui donne avec précision l'état des trois éléments en cause (1). Il n'a pas échappé au physiologiste indien que le pouls radial ne fournit pas au doigt l'impulsion du sang dans une artère terminale, mais plutôt reproduit le choc formé par la rencontre de l'ondée ascendante de la radiale et de l'ondée descendante récurrente des anastomoses de cette radiale avec les branches issues de la cubitale. C'est pour annihiler ce reflux, qu'il comprime dans sa main gauche les doigts du malade qu'il retient emprisonnés jusqu'à la fin de l'exploration du pouls. Puis, il appuie sur l'artère trois doigts, l'index (ânhtoundy viral) à un pouce au-dessus de la racine du poignet, le médius (Nadouviral) à un centimètre plus haut, et l'annulaire (pavouttiraviral) à un centimètre plus haut encore : le premier correspond au Vadame, le second, au Pittame, et le 3e au Settoumâme. Le cinquième doigt (Sirouviral) qu'on appuie quelquefois pour donner plus d'importance à la consultation correspond à l'*Atcharianâdhi*, pouls imperceptible qui ne peut être exploré que par les spécialistes.

Le *Gourounâdhi* a son siège entre le vâdame et le pittame. Il commande à tous les autres d'où sa dénomination de *gourou* qui veut dire maître. Il représente la « *forma materiæ progrediens* », et correspond au pouls artériel réel. Dur, résistant et serré, tel qu'une sangsue gonflée de sang qui se tortille, pour employer la comparaison d'Agastayar, il est le propre de toutes les maladies gastro-intestinales. Il est petit et filiforme, et se traîne comme un vers, dans la congestion cérébrale et la méningite. Son dicrotisme annonce la fièvre ».

Ce choc imprimé à la colonne artérielle que nous appelons pouls, le *gourounâdhi* des Indiens, ne fait, d'après Agastayar, que se transmettre aux trois nâdhis primordiaux qui font les assises mêmes de la médecine hindoue : Vâdame, Pittame et Séttoumame.

En temps normal, le vâdame a la majesté d'un paon ou d'une poule qui se promène, le pittame revêt l'allure d'une tortue ou d'une sangsue en marche, et le séttoumame imite le saut de la grenouille ou le zigzag d'un serpent. Telles sont les qualités du pouls chez un homme ; chez la femme, elles diffèrent : le vâdame prend l'allure d'un serpent, le pittame celle d'une grenouille, et le séttoumame celle d'un paon.

Chaque âge de la vie est lui-même assujetti à l'influence d'un principe. Ainsi, jusqu'à l'âge de 40 ans, c'est le vâdame qui doit

(1) La temporale, la faciale et la tibiale indiquées dans les ouvrages indiens sont rarement explorées.

prédominer, de 40 à 80 ans le pittame, et de 80 à 120 ans enfin, le séttoumame.

En outre, suivant le jour de la semaine, tel ou tel pouls doit être plus perceptible ; les dimanche, mardi et samedi, c'est le pittame ; les lundi, mercredi et vendredi, c'est le vàdame ; le jeudi, vient le tour du séttoumame.

Les heures ne sont pas indifférentes dans le rythme de ces *nâdhis*. Si le matin, on perçoit le battement irrégulier du séttoumame, à midi celui du pittâme, et le soir celui du vâdame, on peut affirmer, dit Agastayar, que la mort s'ensuivra dans l'espace de 5 jours.

Car, telle qu'un pendule bien réglé, l'artère radiale doit battre 70 à 75 pulsations à la minute chez un adulte, et un peu plus chez la femme, 75 à 80. La position donnée à la machine humaine modifie la cadence de ses oscillations, et à la station debout, on n'en perçoit plus que 40 à la minute : d'où, la précaution enseignée par les Sittars, de faire toujours asseoir ou coucher le malade pour lui tâter le pouls.

Bien qu'une accélération puisse s'y produire après une course, une émotion ou de joyeuses libations, la fréquence homogène des trois pouls passe généralement pour être le signe d'une congestion cérébrale.

Chacun d'eux peut aussi acquérir une suractivité pour son propre compte. Il devient alors le symptôme d'une maladie différente. Ainsi, le vâdame se faisant sentir *bis feriens* est le signe de la fièvre avec courbature ; le pittame prenant cette allure produit le vertige, nausées, lassitude, pâleur, et à la fin, œdème généralisé ; le settoumame, dans une pareille posture, est le plus mauvais signe dans une maladie : il annonce une mort prochaine.

De graves désordres surgissent également dans l'organisme, lorsqu'un de ces éléments passe dans le domaine de l'autre : le pouls vâdame se faisant sentir sur le pittame est le signe pathognomonique d'une diathèse arthritique : asthme, rhumatisme, hémorroïdes, etc. Les maladies du foie sont l'apanage de l'inverse. La dyspepsie et son douloureux cortège sont révélés par le pouls séttoumame qu'on sent confondu avec le pittame.

L'invasion du vâdame par le séttoumame donne la goutte aiguë généralisée, et celle du pittame par le même élément est sensée produire l'embarras de la parole, l'écoulement involontaire de la salive hors de la bouche, nausées, coliques, diarrhée et douleur à la nuque.

Le passage du vâdame dans le séttoumame occasionne l'agitation et la crampe des membres ; et si, en ce moment, on ressent des douleurs à la nuque, la convulsion des yeux et l'embarras de la parole s'y ajouteront.

Enfin, quand le séttoumame s'associe au pittame, on a la bouche amère et des renvois acides. Plus tard apparait la bronchite.

C'est par de si étranges combinaisons des pouls, c'est à l'aide de cette subtilité dans l'art de les constater que le fameux Agastayar enseigne non seulement à diagnostiquer les maladies, mais encore à en tirer le pronostic; et il est ici à retenir que l'isolement, l'homogénéité et la persistance du pouls pittame surmonté de son gourounadhi, en tout état de cause, sont les meilleurs signes de guérison dans le cours d'une maladie.

Un autre moyen de diagnostic non moins fantaisiste, mais dont on peut user à distance, est celui décrit dans les traités de médecine hindoue sous le nom de *manicadeynoül*. Il consiste à prendre le tour du bras à quatre travers de doigt au-dessus de l'articulation du poignet, et mesurer le périmètre par les doigts du malade. Quand cette longueur est au-dessous de 10 doigts, c'est signe de maladie ; au dessous de 4, c'est la mort. Entre ces deux extrêmes, les unités sont partagées en quatre, et chaque division représente un état morbide distinct.

A côté de cette médecine indienne proprement dite, il en existe une autre qui lui dispute la palme, et se dresse parfois devant le médecin européen: c'est la médecine *Hunania* dont les prétentions ne sont guère plus modestes que celles de son aînée.

On fait remonter la médecine *Hunania*, non plus aux dieux, comme la médecine hindoue, mais au premier homme. Ce n'est plus Brahma qui descend de son piédestal pour dicter les Védas ; c'est l'ange Gabriel qui sert d'intermédiaire entre Allah et Mahomet pour révéler le Coran. Adam, qui vécut encore 1000 ans après sa sortie du paradis terrestre, eut à souffrir de toutes les maladies qui devaient affliger le genre humain après lui. Mais il en connut en même temps les remèdes qui étaient répandus autour de lui dans la nature. Il les enseigna à ses enfants qui se les transmirent verbalement de génération en génération, jusqu'à ce que le saint roi David, le patriarche Suléman et le savant Lôgman les consignassent dans des ouvrages qui furent condensés et commentés à la fois par Hippocrate, dans la langue *Hunania* ou grecque. Un savant du nom d'Haïdorus qui habitait Babylone en eut connaissance, et les traduisit en *Suriani*, et c'est à un certain Isaac que revient l'honneur de leur vulgarisation en langue arabe.

C'est ainsi que ce dernier devint le père de cette science dont les Arabes revendiquent pour leur pays le berceau ; ce sont encore les Arabes qui sont de nos jours les plus célèbres représentants de cette médecine, qui s'est introduite dans l'Hindoustan, à l'époque de la conquête de ce pays par eux.

La médecine *Hunania* se divise en trois grandes branches : la première, *nadjari*, comprend l'anatomie et la physiologie du corps humain ; l'art de tâter le pouls et d'analyser les urines y est également décrit. La deuxième, *amaly*, traite des maladies et de leurs symptômes. La thérapeutique fait l'objet de la troisième qui s'appelle *havegrabady*.

On peut résumer ainsi la doctrine de cette science. « Le produit de la digestion se divise en sang (pittame), eau (Séttoumame) et substance solide (vâdame). Le corps humain étant considéré comme une lampe, le sang qui en est le principe vital formerait la flamme, la mèche serait le corps humain (vâdame) qui baignerait dans l'eau prise pour huile.

« Les quatre organes essentiels à la vie de l'homme sont le poumon, le cœur, le cerveau et les reins qui doivent se prêter une mutuelle assistance pour assurer la santé. L'estomac, grâce à ses propriétés digestives, choisit dans les aliments qui sont ingérés, les principes qui doivent concourir au fonctionnement de chacun des organes, et rejette le reste comme excrément. Grâce donc à l'endosmose, le principe nutritif emmagasiné dans les intestins passe dans les poumons ; là, il se transforme en sang, et par le moyen des artères irrigue tout le corps. Le cœur a le rôle de répandre la vie partout, et le pouls en est l'écho. Le cerveau est destiné à distribuer l'influx nerveux dans tout l'organisme, tandisque les reins attirant à eux le sérum du sang, le transforment en liquide reproducteur de l'être.

« Donc, l'état du poumon peut être analysé par les urines, celui du cœur par le pouls, du cerveau par les sens, de l'estomac par les excréments. »

Ce sont cette vague notion d'examen des maladies, ces rudiments de la physiologie, cette étrange conception de la vie, et peut-être aussi cette parenté éloignée avec la médecine européenne par Hippocrate, qui font la gloire des médecins hunanias et leur supériorité sur les médecins hindous.

———o———

CHAPITRE XVI.

La syphilis dans l'Inde.

Parmi les maladies les plus répandues dans l'Inde, la syphilis est une de celles dont le médecin empirique de nos jours possède une connaissance trop superficielle, et qui minent la population à son insu.

Quoique la légende indienne fasse remonter l'origine de la syphilis à des époques mythologiques, témoin le chancre phagédénique dont fut atteint Siva, elle passe pour une maladie qui peut s'acquérir spontanément par suite d'un trop grand échauffement de l'organisme.

« L'abus du plaisir sexuel, dit Yuguimouni, allume dans la région hypogastrique un feu dont les flammes liquéfient la moelle, et donnent naissance à une variété innombrable de maladies vénériennes désignées sous le nom générique de *mégarôgame* ».

Aussi, les Hindous n'accusent-ils aucune nation d'avoir importé ce mal chez eux, comme les nations européennes se le font réciproquement (1). Ils en reconnaissent la contagiosité, et trouvent tout naturel que le mari qui est sujet à ce désastreux échauffement le communique à sa femme par le coït, et le transmette à tous ses descendants (2). C'est ainsi que cette maladie qui n'a rien d'abject par elle-même, puisque, la puissance d'un prince se mesure souvent à l'importance de son harem, trouve ici un terrain propice à son évolution.

D'une fréquence donc, relativement grande, elle est transmise par le contact direct d'homme à homme, et n'a point dans l'Inde d'autre étiologie.

Le chancre primitif est presque toujours négligé ; il passe pour une érosion insignifiante, à moins de chancre d'emblée phagédénique, variété qui est loin d'être rare dans cette région. Le médecin indien connaît peu le diagnostic différentiel entre un chancre mou et un chancre syphilitique, ce qui est une cause, et non des moindres, d'une si grande diffusion de ce mal dans l'Inde.

---

(1) Les Italiens l'appellent mal français ; les Français, mal de Naples ; les Flamands, variole espagnole ; les Portugais, mal castillan, etc . . .

(2) La blennorrhagie et le blennorrhagisme (*vettésoûdhou*) n'ont pas d'autre origine pour les auteurs indiens.

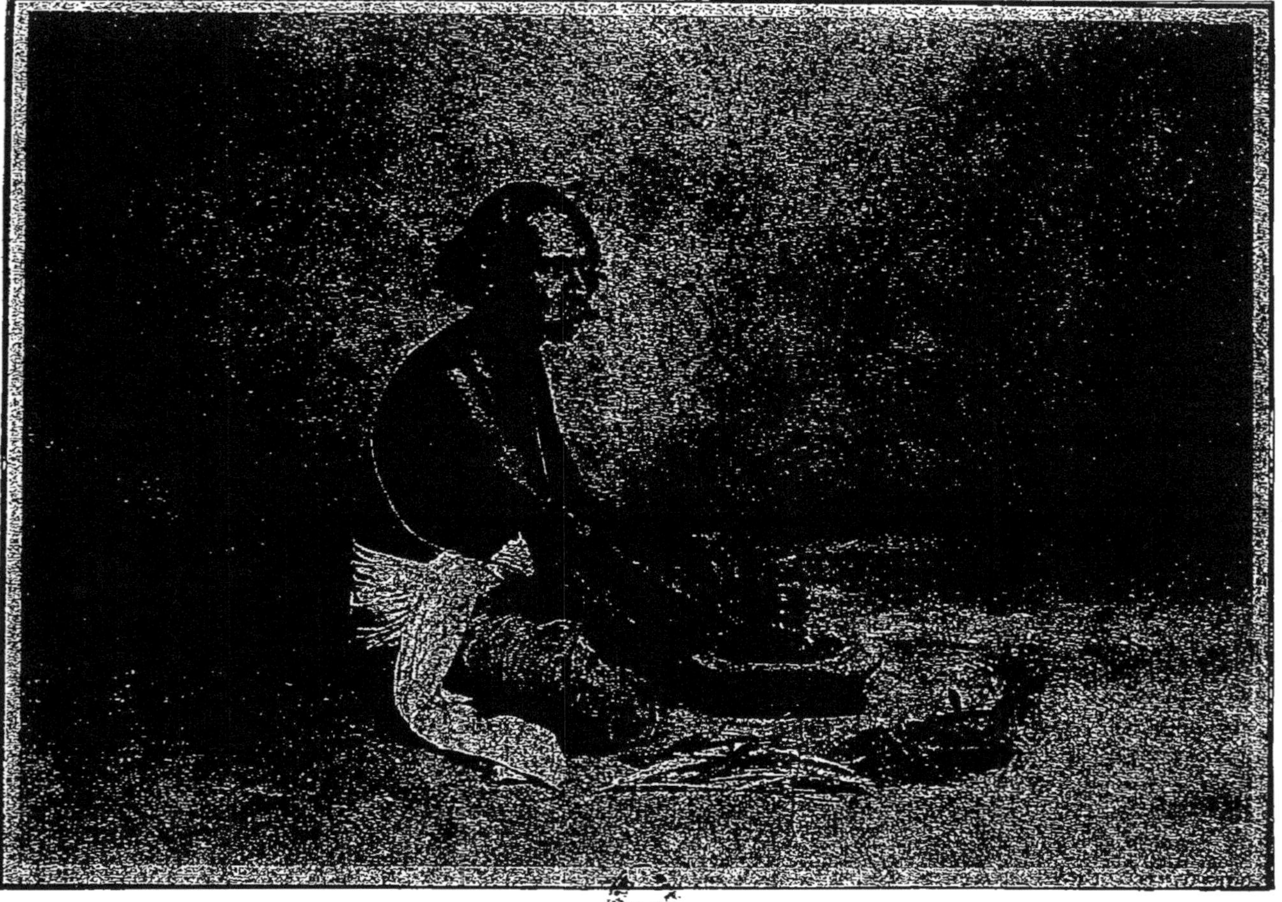

Laboratoire d'un médecin indien.

Ce sont les accidents secondaires qui réveillent l'attention du malade et du médecin. Cependant, si malgré tout, on n'observe pas un grand nombre d'accidents tertiaires, comme on peut s'en convaincre par la statistique qu'on verra plus loin, c'est que la thérapeutique indienne est, en général, basée sur le mercure, comme nous l'avons vu plus haut.

Les lésions viscérales dues à la syphilis sont extrêmement rares. Le cerveau qui n'est point appelé à fournir une dose de travail très considérable chez l'Hindou qui est essentiellement cultivateur, n'est presque jamais atteint par la syphilis. En général, on peut même dire que l'aliénation mentale est peu commune dans cette partie de l'Inde, et les malades recouvrent habituellement la raison au bout de quelques mois, comme le fait observer le Dr Godineau dans son ouvrage : Etudes sur l'Etablissement de Karikal.

Les poumons habitués à respirer le grand air des champs, et aguerris par cette gymnastique forcée du travail d'agriculture, offrent peu de réceptivité au virus syphilitique. Mais cependant, l'inoculation de la syphilis semble favoriser et hâter l'évolution de la tuberculose pulmonaire, et nos salles de clinique ne manquent pas de ces phtisiques avancés qui ont dans leurs antécédents héréditaires ou personnels une tare syphilitique. Leur affection est alors désignée sous le nom spécial de *Mégacâssame,* sorte de scrofulate de vérole, par les auteurs indiens.

Le foie lui-même qui est susceptible dans ce climat est presque à l'abri de la syphilis. Le *mandjalcâmâley* des Indiens correspond à notre ictère syphilitique, et ne présente aucune particularité, si ce n'est celle de son traitement. L'opothérapie qui est ici de mode depuis un temps fort reculé fournit son contingent dans cette affection, et en voici une des formules selon Agastayar : « Choisir le foie d'une poule noire qui vient de pondre pour la 3e fois, l'enfouir dans une casserole en terre remplie de feuilles de cassie pourpre * ; recouvrir le tout d'une autre casserole en terre, fermer hermétiquement ; le faire cuire à feu doux pendant une heure et quart (3 nâjigays), le partager en trois morceaux ; en prendre un, matin et soir ; régime alimentaire connu sous le nom d'Itchapattiam (1). »

Mais, si les viscères sont peu ou point atteints par la syphilis,

---

(1) Autre formule :

Cumin noir	à à
Ecorces de monetia barlerioïdes	P. E.

Broyer, M. S. A. à prendre un bol gros comme une noix d'areck délayé dans du lait de vache.

la peau qui n'est souvent recouverte d'aucun vêtement et qui est directement exposée au contact de tous les agents morbides, semble offrir le terrain le plus favorable à sa culture. Aussi, les manifestations cutanées de la syphilis sont-elles nombreuses et variées. Le cancer lui-même n'est considéré que comme un accident syphilitique par les médecins de ce pays. Mais, une des plus hideuses et des plus répandues des syphilides est le frambœsia syphilitique, connu ici sous le nom de *nonhâkaï sirangou* (1).

Très souvent, il arrive de rencontrer dans les foires, dans les lieux de pélerinage, dans toutes les grandes fêtes, des personnes recouvertes de ce mal affreux, étaler aux yeux de la foule le triste spectacle de leurs affections, et exploiter ainsi la générosité des passants. Car, en général, une telle maladie, ne frappe que les deshérités de la fortune, qui, dès les premières atteintes du mal, n'ont pu avoir recours, même à des médecins empiriques qui, comme nous l'avons vu, ne sont guère exigeants ni difficiles pour leurs honoraires et dont les médicaments coûtent encore moins chers.

Le frambœsia de cette région est différent du frambœsia classique. Les fongosités sont loin d'avoir une teinte framboisée. Il débute par de petites taches pointillées larges comme une pièce d'un franc répandues çà et là sur le corps, ayant « une teinte plus pâle « que celle de la peau environnante ; mais ces taches se transfor- « ment très vite, et envahissent bientôt de préférence la face et les « membres. » (Beaujan)

Mais à part ces accidents cutanés, les autres lésions syphilitiques n'offrent rien de particulier au pays.

L'écorce de cassie pourpre est préconisée en général contre la syphilis et donne d'assez bons résultats.

Il est également de toute justice de reconnaître que la syphilis dans cette région n'est pas plus rebelle au traitement que partout ailleurs.

Il va sans dire que la concomitance d'une autre maladie avec la syphilis rend le pronostic plus sérieux. C'est ainsi que les étrangers qui viennent s'établir pour quelque temps dans ces parages commencent d'abord par payer leur tribut au paludisme. Puis, la syphilis vient s'y greffer, et cause des dégâts plus irréparables et plus prompts que chez les originaires du pays eux-mêmes. Notre littérature médicale n'en a que de trop tristes exemples à citer.

---

(1) Différent du Paranghi de Ceylan.

Mais, en général, la syphilis dans cette région présente une allure lente et un caractère bénin, et il suffit de bien conduire le traitement pour, quelquefois, opérer une véritable résurrection.

Qu'il nous soit permis de rapporter ici l'observation d'une malade que nous avons suivie dans l'hôpital de Karikal en 1901.

La nommée T . . . . de caste pariah, âgée de 30 ans, sans profession, domiciliée à Karikal, entre à l'hôpital le 18 septembre 1901, pour fracture de l'humérus.

Antécédents héréditaires. — Néant.

Antécédents personnels.—Dès l'âge de la puberté, elle se livra à la prostitution. Elle fit plusieurs entrées à l'hôpital colonial de Karikal pour diverses affections syphilitiques; la dernière entrée en date était de 1899. Elle se fit mettre à la porte de l'hôpital par mesure disciplinaire, et n'osa plus se représenter dans nos consultations.

Examen de la malade. — Au moment où elle est admise à l'hôpital, le 18 Septembre 1901, elle présente une fracture de l'humérus au niveau du col chirurgical, au bras droit. Le matin, à son réveil, en voulant ramasser son pagne sur elle, elle sentit un craquement net au bras droit, et perdit l'usage du seul membre qui n'était pas atteint de paralysie. La fracture est nette. La face et le tronc sont recouverts de syphilides ulcéreuses. Le membre supérieur gauche et les deux membres inférieurs sont atteints de paralysie complète et légèrement atrophiés. Pas d'aphasie, ni d'amnésie; léger œdème des membres inférieurs au niveau des malléoles; aucune lésion organique.

Admise aussitôt à l'hôpital, elle fut soumise à un traitement antisyphilitique. Des injections de biiodure de mercure, formule Panas, lui furent faites tous les deux jours et de l'iodure de potassium lui fut administré jusqu'à concurrence de 9gm 50 par jour, en commençant par 3 grammes, et augmentant tous les deux jours de 0,50 centigrammes. Au bout de ce traitement qui dura 63 jours, non seulement la fracture se consolida, mais la malade put recouvrer l'usage de tous ses membres. Toutes les plaques ulcéreuses disparurent comme par enchantement, non sans laisser des traces, et la malade quitta l'hôpital dans de si bonnes conditions que nous ne serions nullement étonné de la voir se livrer de nouveau à la prostitution, seul métier qu'elle connut dans sa vie (1).

---

(1) Deux ans après sa sortie de l'hôpital, elle mourut de cachexie, après avoir présenté quelques temps des signes d'anémie cérébrale.

Car, la prostitution dans l'Inde est loin d'être réglementée comme dans les villes d'Europe. A peu près inconnue dans les campagnes, où les mœurs pures et libres ainsi que l'air de la plaine, sont patriarcales sans affectation ni contrainte, elle infeste partout les grandes villes où l'agglomération semble avoir pour corollaire fatal la corruption. La polygamie et le concubinage légal admis aussi bien par les Vèdas que par le Coran n'ont point été capables de guérir cette plaie des sociétés modernes. La police sanitaire est un vain mot, les maisons de tolérance, une illusion. Aucune surveillance hygiénique sur ces filles de joie qui communiquent impunément leur vérole à leurs amants, jusqu'à ce qu'elles-mêmes, minées par leur propre mal, viennent échouer dans nos salles d'hôpital, porteuses de lésions les plus diverses et en même temps les plus curieuses. Et, c'est chez ces dernières qu'on observe ces larges perforations recto-vaginales, formant d'horribles cloaques, dont parle le Dr Huillet dans son Hygiène des Blancs, des Mixtes et des Indiens à Pondichéry, ces « ulcérations qui détruisent les petites lèvres et détachent les gran- « des sous forme de ponts ou de lambeaux pendants, des bubons « largement décollés, des plaques énormes de pustules plates cou- « vrant les ouvertures ano-vaginales et la partie supérieure interne « des cuisses. »

———— o ————

ÉTABLISSEMENT DE KARIKAL.

Statistique des maladies vénériennes syphilitiques 1890 à 1902.

Années.	MALADIES VÉNÉRIENNES SYPHILITIQUES					
	ACCIDENTS primaires et secondaires			ACCIDENTS tertiaires		
	Karikal.	Nédoun-cadou.	Grande aldée.	Karikal.	Nédoun-cadou.	Grande aldée.
1890	11			6		
1891	24			,,		
1892	71			,,		
1893	46			,,		
1894	63			,,		
1895	58			2		
1896	32			,,		
1897	32	5	6	4	1	2
1898	55	2	2	5	3	1
1899	38	2	3	9	2	,,
1900	68	5	12	6	2	,,
1901	89	6	5	15	,,	3

CHAPITRE XVII.

La variole dans l'Inde.

La variole est un de ces fléaux qui sont les hôtes habituels de l'Inde. Son apparition en tant qu'épidémie ne correspond à aucune époque déterminée. Elle réside à l'état sporadique pendant toute l'année ; aussi les rapports médicaux de chaque circonscription sanitaire de ce vaste pays signalent-ils tous les mois quelques cas de variole, si ce n'est pas quelques décès dus à ce mal.

La médecine indienne avec son éternelle triologie étiologique des maladies, range la variole dans la catégorie des maladies engendrées par l'échauffement. Voici, en effet, ce qu'on lit dans le « Atmaratchamirda vaïttia sarasanguiragame : « dès que la chaleur excède dans le corps, de la région abdominale (son lieu de résidence physiologique), elle se porte à la tête, et répandant ainsi son ardeur dans tout l'organisme, engendre la variole ».

Agastayar qui est le père de cette doctrine, qu'on peut rapprocher en tous points du thème de Macroton sur la maladie de la fille de Sganarelle (1), a eu également notion de sa contagiosité. Aussi ajoute-t-il :

« Il suffit également d'avoir éprouvé une impression pénible à la vue d'un varioleux pour ensuite être atteint, à son tour, du même mal ».

Ainsi donc, quelque enracinée que soit la croyance de l'Indien à la fatalité, base de sa philosophie, quelque étrange que soit sa théorie sur la génèse des maladies, la variole est, peut-être, le seul mal dont il reconnaît la transmissibilité par le contact direct du pus variolique. Aussi, aucune précaution hygiénique, aucun soin de propreté n'est négligé, et nous retrouvons ici les heureux usages des ablutions répandus chez les Indiens.

Le visiteur qui sera forcé d'entrer dans la maison d'un varioleux soit pour une raison, soit pour une autre, ne doit point retourner chez lui sans avoir préalablement pris son bain, et lavé ses linges. Seules les personnes indispensables pour soigner le malade, jouissent du droit d'entrée dans sa chambre, et heureusement, il n'est plus le temps où, par une frayeur exagérée du contage, on abandonnait le malade dans sa cellule jusqu'à sa guérison, en laissant à la déesse Mariammane, le soin de le guérir.

---

(1) Molière : L'Amour médecin.

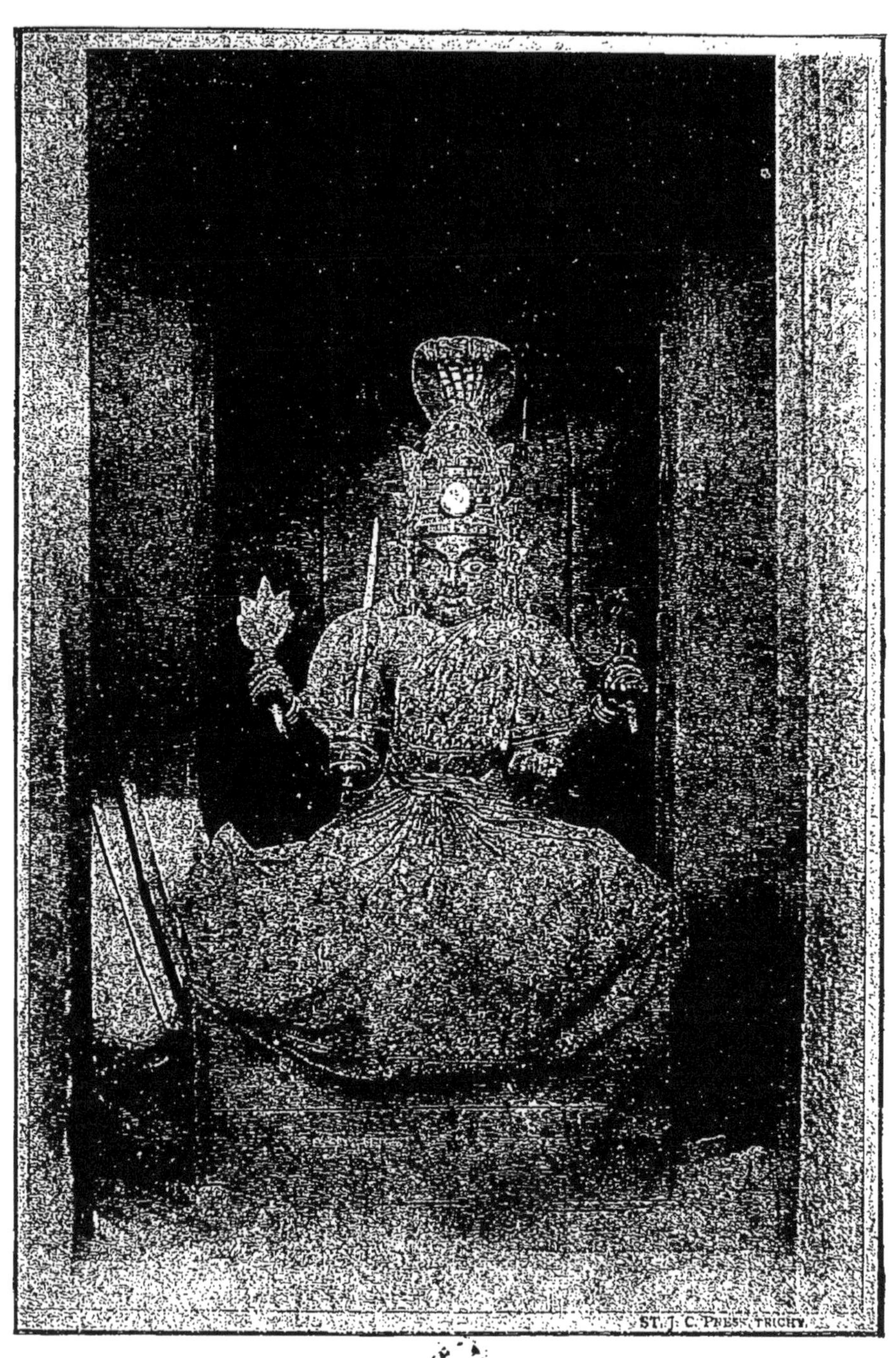

La déesse Mariammane.

Mâry : substitution — *Maïé ;* air — *Ammane* : déesse — *Mouttoumariammane* : déesse de la variole.

Ces mêmes légendes qui se rapportent à sa fabuleuse origine, font supposer que la variole existait déjà dans les temps préhistoriques, et qu'elle était aussi redoutable alors qu'aujourd'hui, puisque le dieu conservateur a éprouvé le besoin de charger une déesse de guérir cette maladie.

Elles expliquent également le culte, universellement répandu dans toute l'Inde, de cette déesse tutélaire à qui ses deux bras suffisent à peine pour protéger les malades qui ont recours à son intervention. Aussi, l'imagination hyperbolique de l'Indien lui en prête-t-elle quatre pour faire voir l'étendue infinie de sa bonté. Tous les maux de la terre, représentés par un millier de serpents, restent hésitants derrière elle, sans pouvoir atteindre les dévôts de cette vierge. Il n'est point de villages, ni même de hameaux qui n'aient leur pagotin de Mâry (1). Il n'est point de varioleux qui ne porte pieusement son offrande à cette déesse, dès sa guérison.

Les médecins indiens de l'antiquité surent tirer profit de ce *quid divinum* de la maladie. Ils prétendirent que sitôt que les boutons de variole éclataient sur le corps d'un homme, la déesse Mâry qui suit, avec un soin jaloux, ce mal partout où il va, venait s'établir dans le logis même du varioleux : d'où, toutes les pratiques qu'un médecin appellerait hygiéniques, et que l'Indien croit dictées par la religion.

La maladie elle-même est désignée sous le nom de cette déesse : *Ammé*, *Mâry*, etc., et le nom de *Gourou* qui veut dire prêtre, qu'on lui donne également, vient de l'importance de cette maladie, et un peu aussi, de ce que le malade est considéré comme l'élu de cette déesse en ce moment. C'est ainsi que le nom de *Vassouri,* nom technique de cette maladie qu'on trouve dans les traités de médecine a fait place à celui de *Mâry* ou *Gourou*, dans le langage populaire.

L'apparition de l'exanthème variolique étant donc considérée comme correspondant à la descente de la déesse Ammane sur le varioleux, celui-ci est l'objet d'attentions les plus délicates. Désormais, un autel est dressé dans sa chambre où repose un calice contenant quelques feuilles vertes de margousier, et un feu y est scrupuleusement entretenu pendant toute la durée de la maladie. Matin et soir, le Poussari ou desservant d'une pagode vient réciter

---

(1) Les lieux de pélerinage les plus célèbres sont Samaïapuram, Oûttoucâdou, Kadampady, Cannapuram, Periapaleom.

dans cette chambre, au son d'un *oudoukey**, des invocations à la déesse Ammane, et au moment des prières, l'encens répand son doux parfum à côté du malade, et le camphre jette sa pâle clarté sur l'autel.

De temps en temps, on fait aussi offrande à la déesse d'une espèce de bouillie de riz sous le nom de Maryattacouje, et on la distribue ensuite à tous les enfants du quartier qui n'ont pas atteint l'âge de raison.

Durant l'évolution de la maladie, un silence religieux est observé autour du malade : nul ne peut tousser ni éternuer de peur de troubler le repos du malade, ou plutôt de déplaire à la déesse. Aucun mortel en état de péché, ne peut aborder le malade. Toute relation conjugale doit être suspendue, dans cette maison où la déesse Mâry a élu domicile. Cet état de dépression physique produit par le coït est considéré, non comme créant un terrain favorable à la réceptivité de la contagion, mais comme souverainement désagréable à la chaste vierge Ammane. Il est interdit de balayer la chambre du malade ou d'épousseter son lit, non de peur de soulever la poussière dangereuse des croûtes varioliques, mais de peur de déshonorer la déesse, en introduisant un balai quelconque dans son sanctuaire.

Aucun étranger ne peut pénétrer dans cette maison. Il est prévenu, du reste, de la sanctification qu'a reçue cette demeure par le signe conventionnel de quelques feuilles de margousier fixées à la porte d'entrée. Les voisins eux-mêmes en placent à leur porte, moins pour établir ainsi une sorte de cordon sanitaire autour de ce cas de variole, que pour honorer la déesse qui est venue s'établir dans le voisinage, et dont la feuille de margousier est l'emblême.

Les feuilles de margousier jouent en effet un grand rôle dans cette maladie. On en place jusque sur le lit du malade, on s'en sert également pour chasser les mouches qui l'importunent. Cet usage constant des sommités du margousier dans cette maladie est basé autant sur la superstition que sur sa vertu parasiticide. En effet, quelques feuilles écrasées avec du safran dans de l'huile de gingely passent pour guérir les éruptions pustuleuses et les psoriasis les plus rebelles. C'est d'ailleurs cette seule pâte qu'on frotte en couche légère sur le varioleux pendant sa maladie.

Aucune autre médication intempestive ne vient troubler le cours de cette affection. Le suc de feuilles de tamarinier mêlé avec un peu de jagre est quelquefois administré pour favoriser l'éruption, quand elle n'est pas franche, tandisque, dix grammes (un tirigady) d'une infusion de vieux cuir calciné pris pendant trois jours consécutifs, passent pour l'atténuer, quand elle est intense.

La diète est de règle dans la maladie. Agastayar recommande néanmoins l'usage du citron, du tamarin, du *nellique,* du sucre de palme dans cette maladie, tandis qu'il proscrit celui de la mangue, du coco, de l'huile de bassie, de l'huile de gingely, etc. Chez les pauvres, le régime de l'eau chaude et du *Canji* (eau de riz) est encore en vogue. « Il passe, dit l'abbé Desaint, non seulement pour « guérir la petite vérole de toute espèce, mais aussi les accidents les « plus formidables de cette maladie, cours de ventre, pissement « de sang, diverses hémorrhagies, toux véhémente, oppressions, « convulsions, etc. »

Ce traitement anodin est celui qui sied le mieux dans une affection où il règne une si grande confusion de diagnostic dans l'esprit des auteurs indiens. C'est ainsi que, Danewanthari décrit dans le Sacteya Grantham neuf types de *Vassouri,* qui ne sont que les différentes modalités cliniques de ce mal avec des complications plus ou moins graves. Yuguimouni, l'auteur de Siguitchasanguiragame, en reconnaît, lui, quatorze espèces et comprend dans le chapitre du *Vassouri,* non seulement toutes les complications de ce mal, mais encore toutes les pyrexies exanthématiques ; scarlatine, érysipèle, typhus exanthématique, suette miliaire, rougeole, dengue, roséole. Mais indubitablement, une des formes les plus fréquentes qu'on rencontre dans l'Inde est la variole noire ou hémorrhagique que cet auteur désigne sous le nom de *Panémougari.* Elle est généralement bénigne malgré les traces indélébiles qu'elle laisse sur son passage. Elle est moins hideuse que le *caroumbanassaï* ou variole confluente maligne. Suivant ce même auteur le rash apparaît ici le 4e jour et envahit rapidement les muqueuses. Survient alors la dyspnée ; une diarrhée dysentérique qui la suit de près épuise l'organisme, tout le corps est un vaste ulcère où les vers se disputent la chair ; il exhale une odeur de poisson, caractéristique de cette période, et le malade expire dans le coma.

Cette dernière variété est la seule pour laquelle on conseille d'attendre jusqu'au 21e jour pour baigner le malade puisque la guérison en est rare. Dans tous les autres cas, dès le 15e jour au plus tard, le varioleux est lavé à grande eau pour hâter la chute des croûtes. Les trois premiers bains sont ici médicamenteux. Ils doivent être pris à l'eau froide, chacun à un jour d'intervalle ; on se frotte sur le corps, une pâte faite de feuilles de margousier, curcuma et racine de chiendent, et sur la tête du *tayer* ou de l'huile de ricin.

La convalescence est longue et pénible. Pendant six mois encore, le convalescent ne doit se livrer à aucun excès, et est soumis à un régime sévère sans aucun excitant, ni aliment épicé. Une dysenterie à cette période est d'un fort mauvais augure; les auteurs indiens préconisent contre elle de l'ail cuit dans du beurre.

Ou encore :

Ecorces de ficus tementosa Ail Cumin	à à 18 grs
Lait de chèvre - Q. S. pour 375 c. c.	

en 3 fois

Dès que le malade a pris ses 3 bains réglementaires après chaque maladie grave, son premier soin est d'aller remercier la déesse Mariammane de la guérison qu'il a obtenue, en lui portant des offrandes dans une des pagodes les plus voisines. Le plus ou moins d'éclat donné à cette action de grâces est subordonné au prorata des ressources pécuniaires de chaque malade. Chaque caste a également son genre de culte particulier. Ainsi le brahme brûlera de l'encens et du camphre, et offrira des fleurs et des repas maigres, tandisque le pariah portera aux pieds de cette déesse un litre de *callou*, et immolera des coqs et moutons. Le macoua *, lui, se suspendra au bout d'un énorme hameçon et se débattra dans l'air, tel qu'une carpe au bout d'une ligne ; le pauvre manant se contentera de porter une tiselle de feux sur la tête, ou de marcher pieds nus sur un brasier ardent.

La femme qui ne peut se livrer à ces exercices violents, se bornera à faire un certain nombre de circonvolutions autour de la pagode, en faisant des prosternations ou *sachetanga*, à chaque pas.

Dès la première sortie du malade, l'autel improvisé chez lui pour la circonstance disparaît; la chambre est balayée, et un amas de détritus est pieusement amoncelé sous le nom de *Couppémary*, dans un coin de cette chambre où personne plus ne peut pénétrer pendant 3 lunaisons. Au bout de ce temps, cet amas de détritus est porté loin de la ville, et pour que personne n'écrase les croûtes varioliques consacrées par le séjour de la déesse Ammane sur le varioleux, elles sont jetées dans une mare quelconque.

Quant au pronostic, il n'est plus aussi sombre qu'autrefois. A moins d'épidémies d'une grande intensité, les décès en sont relativement rares, par rapport aux autres maladies endémiques, et l'on rencontre maintenant peu de difformités dues à ce mal.

La cécité qui est une de ses suites les plus graves a toujours préoccupé les pathologistes hindous. Pendant la durée de la maladie, on insuffle préventivement dans les yeux du malade de l'ail grillé mâché entre les dents. Plus tard, contre les taies de la cornée, on préconise le jus des feuilles tendres du palmier * (1).

Les ulcères des boutons varioliques sont traités efficacement par l'application d'un onguent à base de périsperme de la graine du tamarin mélangé à du jus de coco.

Mais si la variole a acquis une bénignité relative dans l'Inde, si les grandes épidémies qui, autrefois, décimaient périodiquement la population à époque fixe sont devenues de plus en plus rares depuis quelque temps, il faut en rendre grâce à la vaccine qui s'est répandue dans toutes les classes de la société ; ses bienfaits ont éclaté à tous les yeux et fait tomber toutes les méfiances. La lancette ou la main du vaccinateur n'est plus aujourd'hui un objet de souillure pour un homme de caste. Mais, malgré tout, l'Indien qui n'a aucune illusion sur la gravité de la variole ne déborde, cependant, pas d'enthousiasme pour une opération vaccinale. Si cela lui était possible, s'il n'y était point contraint par une loi ou alléché par une prime, il ne demanderait même pas mieux que de s'y soustraire. Mais cette indifférence qui est loin d'être rare n'a point aveuglé son jugement; il croit volontiers à la vaccine sans préjudice, toutefois, de la miséricorde de la déesse Ammane, en reconnaît les avantages, et convient presque de sa nécessité.

Les médecins indiens de l'antiquité semblent n'avoir pas ignoré la variolisation ou même l'inoculation du cowpox. D'après quelques auteurs, Jenner n'aurait fait que perfectionner une méthode préconisée par Agastayamouni depuis un temps immémorial. Voici, en effet, le passage relatif à l'inoculation qu'on lit dans le Sacteya Grantham, et que rapporte le Docteur William Scott :

« Prenez le fluide de la petite vérole sur le pis d'une vache ou sur le bras d'un être humain, entre l'épaule et le coude, avec l'extrémité d'une lancette, et piquez le bras entre l'épaule et le coude, jusqu'à ce que le sang apparaisse. Alors mêlez le fluide avec le sang, et la fièvre de la petite vérole se montrera. La maladie produite par le fluide pris sur le pis d'une vache sera de la même nature que la petite vérole, mais avec la différence qu'elle n'inspire aucune crainte, et ne réclame aucun médicament; on peut prescrire la diète pour complaire au patient qui peut être inoculé 5 et 6 fois. Lorsque le bouton est à point, il est d'une bonne couleur, rempli d'un liquide clair et entouré d'un cercle rouge ; alors, vous n'aurez plus à crain-

---

(1) Autre formule : { fleur de moronguier
fleur de croix de chevalier *
fleur de camélia sauvage * } à à P. E.

Extraire le jus par pression : quelques gouttes dans les yeux.

dre la petite vérole aussi longtemps que vous vivrez. Lorsqu'on est inoculé avec le fluide du pis de la vache, quelquefois on a une légère fièvre pendant un, deux ou trois jours, en même temps, on voit une petite enflure au bras, aux aisselles, et les autres symptômes de la variole, mais beaucoup plus mitigés ; il n'y a aucun danger, tout disparaîtra en trois jours (1). »

Il faut ajouter aussi qu'aucun médecin indien ne connait actuellement l'art de pratiquer cette inoculation qu'il approuve néanmoins. Seuls, les médecins européens en ont le monopole dans ce pays, et digne d'éloges est le zèle de nos vaccinateurs français dont la tâche est aride sur notre territoire où la loi n'impose pas la vaccination comme sur le territoire anglais.

———o———

(1) Dr. Huillet : Op. cit.

CHAPITRE XVIII.

Le choléra dans l'Inde.

" O Khali, déesse noire, toi dont le nom favori est Koun Kâli, la mangeuse d'hommes, toi qui bois le sang des démons et des mortels, donne-nous l'oracle favorable. "

(Prière des Thugs).

Un mal qui répand la terreur, et que l'Indien n'ose appeler par son nom, mal qui règne toute l'année, et devant lequel toutes les thérapeutiques restent impuissantes, mal qu'un jour Siva, dans le feu de sa divine colère, inventa pour punir les crimes de la terre, c'est le choléra.

De même que la variole, il est un mal endémo-épidémique dans ce pays. Il ne se passe point de mois où il ne figure dans les statistiques nécrologiques avec sa part plus ou moins considérable. Le nombre de ses victimes subit une recrudescence à l'époque des grands pélerinages chrétiens, brahmaniques ou islamiques. Il est, en effet, établi, et incontestablement démontré que cette agglomération d'hommes de toutes castes, de mœurs si différentes et de religions si opposées, pour l'Indien, tous les dieux en son cœur ont l'autel érigé,— cette superposition de races si diverses, disons-nous, est la source et souvent, le foyer même des grandes épidémies de choléra.

Dans la pathologie hindoue, le choléra est classé parmi les maladies engendrées par le *vent*, soit qu'il y soit admis que l'air en est l'agent vecteur, soit qu'on suppose simplement, (ce qui est plus probable) un trouble dans le principe venteux de l'organisme.

Il est éminemment contagieux, et l'Indien n'en a aucun doute.

Parmi les multiples causes étiologiques de ce mal, il en est une primordiale, une condition sine quâ non, c'est la présence du bacille cholérique dans les voies digestives. Dans l'Inde, grâce à des mœurs où l'existence des conditions de bien-être que n'a pas prévues la nature elle-même, est encore dans le domaine de l'inconnu, les voies digestives offrent toutes leurs portes ouvertes à ce genre de contamination.

Nous avons déjà vu les inconvénients d'un bain dans un bassin ou étang commun, et surtout les dangers de l'ingestion de l'eau de cet étang.

La déesse Kali.

Mais, il est des mares où l'Indien aura de la répugnance pour se laver tout le corps et où, cependant, il n'hésitera pas à descendre dans un but plus restreint, comme après avoir satisfait un besoin naturel, selon sa louable habitude. Précisement, c'est cette mare d'eau croupissante, abandonnée, qui est le réceptacle de tous les détritus provenant des huttes environnantes. C'est là que foisonnent à l'envi les microbes de tout genre, du choléra, de la dysenterie, de la fièvre typhoïde, du tétanos, du paludisme. Tous y trouvent le milieu qui leur convient, et la température qui leur est propice.

Cette pénétration donc du germe cholérique par la voie anale a été suffisamment mise en lumière dans la dernière épidémie de choléra que nous avons pu étouffer pour ainsi dire dans son berceau. Le quartier dit des chaufourniers, situé à l'ouest de la ville de Karikal est compris entre le boulevard et une branche de l'Arselar. Il comprend une centaine de cases habitées exclusivement par des pariahs, vidangeurs de profession. Au mois de Février 1903, le choléra y fit son apparition. Il menaçait de dépeupler entièrement le quartier. La cause n'en pouvait être connue. Les habitants ne se servaient, pour leur usage domestique, que de l'eau courante de la rivière avoisinante, qu'on allait puiser tout-à-fait en amont, loin du village. Rien de changé dans leur alimentation, pas de fête, ni d'occasion de grandes réunions. Malgré donc toutes les mesures les plus rigoureuses, le mal continuait ses ravages, et on allait en venir à la destruction des cases par le feu, lorsque notre attention fut attirée sur un fossé qui se trouvait situé à proximité de ces habitations, et qu'une pluie récente avait transformé en mare. Ses environs servaient de latrines, et la mare était la cuvette d'eau où l'on venait se tremper post alvi levationem. Cette mare fut vite comblée, et l'épidémie cessa dès le lendemain. Une enquête minutieuse démontra que l'eau de cette mare, véritable bouillon de culture microbienne, ne servait jamais à d'autre usage qu'à celui que nous venons d'indiquer.

Du reste, le point d'origine de chaque épidémie de choléra est, on n'a qu'à le remarquer, presque toujours le voisinage d'une flaque d'eau croupissante dont une pluie a élevé le niveau, pour permettre cette toilette intime, unique dans son genre.

Loin de nous la pensée de prétendre que la voie anale est l'unique porte d'entrée du bacille virgule dans l'organisme. Son introduction par la bouche n'est que trop fréquente dans cette région où les habitants ont la coupable habitude de négliger le nettoyage des ongles, et où la cuiller et la fourchette sont un luxe inconnu pour la préhension des aliments.

L'Indien a une vague conception de l'origine microbienne du choléra. Mais, pour lui, ce microbe voltige dans l'air et s'introduit dans l'organisme par les voies aériennes. D'où, ses précautions dans les époques d'épidémie de choléra, de se boucher les narines et les oreilles avec une boulette de coton camphré. D'où, également, son scrupule de faire brûler du camphre et de l'encens, tous les soirs, dans sa maison, en temps d'épidémie.

On se figure à tort que les Indiens sont plus aguerris que les Européens contre la crainte qu'inspire le choléra. Il est vrai qu'un cholérique n'est jamais abandonné à lui-même ; mais il est permis de voir là, non seulement un acte de générosité naturelle à l'Indien, mais une déférence pour la déesse Khâli, dont ce mal est une des gracieusetés, un dévouement calculé dont on espère obtenir la récompense de cette déesse. L'habitude de voir ce mal constamment suspendu sur leur tête comme une épée de Damoclès est donc loin d'émousser chez les Indiens leur sentiment de frayeur pour le choléra. D'un caractère peu ferme, ils se croient au contraire perdus, dès qu'ils en ressentent les premiers symptômes, et ne font rien pour réagir, pour lutter contre le mal. Dans les temps d'épidémie de choléra, la peur fait autant de victimes que le mal lui-même. Cette peur proverbiale de l'Indien pour le choléra est même consacrée par une légende mythologique qui se rattache à la vie de Khâli sur cette terre. Un jour cette déesse sanguinaire fut rencontrée par Brahma dans une forêt : elle portait dans ses mains le calice plein du poison cholérique (1) qui était destiné pour un village voisin dont les habitants s'étaient attirés son courroux. Brahma, le dispensateur bienveillant de tous les dons, celui-là même qui, jadis, avait octroyé à Khâli, sur la prière de Siva, celui de l'extermination de la race humaine, fit promettre à cette déesse qu'elle ne tuerait pas tous les habitants du village, et lui en détermina un nombre. Khâli continua donc sa route, et alla porter le choléra dans le village. Mais, il en mourut le double du nombre fixé par Brahma. A son retour, interrogée par Dieu le père, Khâli répondit que, fidèle à sa promesse, elle ne distilla son poison qu'au nombre convenu d'habitants, et que l'autre moitié succomba à la peur.

Cette peur est, en effet, universelle, à en juger par le culte dont les Indiens de toutes les régions honorent cette déesse si malfaisante. Celle-ci a son temple et ses fêtes annuelles, tout comme les autres êtres supérieurs ; sa fête est même la plus grande solennité du calendrier hindou, et rien ne saurait donner une idée de l'enthousiasme qu'elle soulève dans la foule. Cependant, son histoire n'est

(1) Le choléra est souvent désigné sous le nom d'huile de Khâli.

qu'une longue série de cruautés et de vengeance. Elle naquit sur un champ de bataille, et voici ce que nous a légué la Clio hindoue sur son compte.

Oumâdéviar * ou Parvadi, femme de Siva, chargée par les dieux de punir deux cruels tyrans de la terre, Nissoumbane et Soumbane, entra en lutte avec eux, et avec le concours d'un bataillon de nymphes qu'elle fit sortir de son propre corps, les vainquit et mit à mort. A cette nouvelle, un de leur neveu Rattapisane, fils de Khrôdi, voulut les venger, et en vint aux mains avec l'armée d'Oumâdéviar ; tel était le don de ce héros que chaque goutte de son sang qui tombait sur le sol donnait aussitôt naissance à une nuée de héros comme lui. Les nymphes d'Oumâdéviar ayant remarqué que plus leurs flèches meurtrières traversaient le corps de l'ennemi, plus son armée augmentait, en firent part à leur générale. Celle-ci, aussitôt, fit naître de son épaule Khâli qu'elle chargea de se rendre dans le camp ennemi, et veiller à ce qu'aucune goutte de sang ne touchât le sol. Fidèle à cette mission, Khâli recueillit dans un calice tout le sang qui sortait des blessures, et les ingéra. Ce procédé épuisa vite l'armée de Rattapisane, et donna la victoire à Oumâdéviar, qui, en signe de reconnaissance, divinisa Khâli et la baptisa du nom de Sandi, dénomination sous laquelle elle est également invoquée (1). Mais Khâli qui avait pris goût au sang humain usa de son pouvoir divin pour continuer à s'en nourrir toujours, et c'est Brahma, lui même, d'après quelques auteurs, qui lui aurait enjoint, à la requête de Siva, l'ordre de mettre à mort tous les êtres vivants, afin de soulager la déesse de la terre qui se trouvait incapable de supporter le nombre toujours grossissant des hommes et des animaux. Aussi la représente-t-on assise sur un monceau d'ossements tenant un calice dans une main et un couteau dans l'autre, avec des colliers de vertèbres et de phalanges au cou, le visage épanoui d'un sourire cruellement ironique, et la tête hérissée des flammes des bûchers.

Le choléra, grâce à sa foudroyante invasion et son inexorable dénouement, en devint le symbole. C'est pourquoi, il est considéré ici moins comme une maladie que comme un genre de mort ; c'est de là que viennent ces imprécations fort connues dans cette région : que Khâli t'emporte, puisses-tu mourir du choléra, etc.

Aussi pour enrayer une épidémie de choléra, l'Indien n'a-t-il d'autre moyen prophylactique en son pouvoir que celui d'invoquer Khâli, de célébrer, en grandes pompes, une neuvaine en son hon-

---

(1) Il y a des auteurs qui nient cette origine de la déesse Khâli, et la confondent avec la déesse Mary. En ce cas, une même déesse serait invoquée sous deux noms différents, suivant qu'il s'agit de la variole ou du choléra.

neur, et d'immoler sur son autel force moutons et coqs, pour apaiser son appétit sanguinaire.

Les symptômes du choléra dans cette région sont typiques, et n'ont de secret pour personne. La diarrhée fait rarement défaut, aussi, ce mal que l'Indien, soit par peur soit par respect pour Khâli, appelle chat noir, mal amer, est-il désigné sous le nom de *Bédy* ou catarrhe intestinal, dans les traités de médecine indienne.

Le prodrome est en général nul, et son début est presque toujours vers les 2 ou 3 heures du matin, heure à laquelle Khâli descend sur la terre. Cette surprise au milieu de la nuit faite par la cruelle déesse à sa victime est une des causes, et non des moindres, du coupable retard que les Indiens mettent à soigner ce mal, en attendant le jour.

La forme hémorrhagique est rare, et le choléra sec proprement dit est ici à peu près inconnu : on ne le trouve même pas décrit dans les auteurs indiens. Ceux-ci ne reconnaissent que 3 grandes variétés de choléra.

« Le vent pernicieux, dit Agastayar, tourne et liquéfie le sang, et produit 3 sortes de choléra qui sont Kombane, Koudarpadouvane et Andirame ».

« Le premier se caractérise, par le vomissement, la diarrhée, la lassitude, le froid, la transpiration, la courbature, la soif, le hoquet, et des crampes d'estomac. Dans cette variété, la congestion cérébrale, l'apparition d'une sueur visqueuse sur tout le corps et la petitesse du pouls annoncent la mort dans 12 heures. Le second a pour symptômes, la fréquence des garde-robes, la somnolence, l'angoisse respiratoire, coliques, hémorrhagie intestinale, crampes des membres et frisson ; on ne peut en assurer la guérison qu'après 3 jours. Dans l'andirame, on observe une diarrhée visqueuse avec grains riziformes, froid et crampes des membres. »

Agastayar, après avoir ainsi décrit les 3 sortes de choléra, a sans doute trouvé que sa classification était insuffisante. Aussi, en a-t-il ajouté trois autres qui sont : le *Vichabédy* ou choléra venimeux dont la virulence monte avec la rapidité d'un venin de serpent, et où le malade est abattu, dès les premières selles ; le *vandibédy* ou choléra bilieux dont les principaux symptômes sont le vomissement et la diarrhée, et enfin l'*adjirnabédy* ou cholérine qui débute par une indigestion pour terminer par une des 3 grandes variétés que nous avons vues plus haut.

« Mais tous ces choléras, ajoute le même auteur, ont pour symptômes communs les signes suivants : soif, coma, froid, convulsion, lassitude, aphonie, crampes des membres inférieurs, transpiration, décoloration des ongles, petitesse du pouls, enfoncement des yeux, pincement du nez, anurie et quelquefois expulsion des vers intestinaux ». Cette symptomatologie, quoique confuse et sans méthode, donne une idée assez exacte de ce mal, tel qu'il se produit dans ces régions.

Sa marche est prompte et souvent le médecin est appelé trop tard. Il est en effet pénible de constater l'indifférence de la population vis-à-vis de cette maladie. Dans le plus fort d'une épidémie de choléra, la diarrhée prémonitoire dont on sera atteint, ne sera attribuée qu'à une indigestion (mal commun dans cette partie de la presqu'île et inoffensif), et on n'aura recours au médecin que lorsque le malade est déjà entré dans la période algide.

La durée ordinaire du choléra est de 10 à 12 heures ; quelquefois la mort arrive en 3 ou 4 heures ; rarement, elle se fait attendre deux ou trois jours.

Aucun âge ne trouve miséricorde auprès de la terrible déesse du choléra, et tous les sexes lui paient également leur tribut.

La mousson du N. E. (1) que, de temps immémorial, on a accusée de répandre sur la côte de Coromandel le miasme méphitique du choléra, est de nos jours un facteur sans valeur dans cette affection. Si cette dernière sévit avec une intensité particulière pendant la saison fraîche, elle n'en règne pas moins à l'état épidémique pendant les fortes chaleurs de Mai-Juin, et l'on peut dire que la sanguinaire Khâli qui a élu domicile dans l'Hindoustan se plaît à confondre les statisticiens par des imprévus et des surprises.

Le pronostic est presque toujours fatal, et nul doute que cette coupable négligence de la population pour soigner le mal dès le début y est pour beaucoup. La splénalgie est le symptôme pathognomonique d'un semblable dénouement.

Dans cette région, le traitement du choléra consiste en des stimulants énergiques. Tous les condiments, tous les ingrédients de cuisine entrent dans leur composition. Chaque médecin empirique a sa recette particulière et mystérieuse, et longue serait la liste des élixirs usités dans ce pays, arcanes qui, chacun pour leur part, comptent quelques succès, et ne sont le plus souvent que des débris de formule tombés d'une de nos pharmacopées en désuétude.

Le prince de la médecine indienne qui a entrevu l'origine microbienne du choléra a également laissé un traitement antisep-

(1) Décembre — Janvier.

tique contre ce mal. Voici, dans son originalité, la formule d'une de ses pilules.

1° Faire fondre le salpêtre au petit feu, dans une marmite en fer, y ajouter quelques morceaux du cordon ombilical d'un fœtus premier-né, et le laisser refroidir.

2°	Salpêtre précédemment préparé Bichlorure de mercure Calomel Sulfure rouge de mercure (lingame) Camphre Extrait gommeux d'opium Gingembre sec pulvérisé Poivre Fleur de safran Musc Jus de feuilles de chanvre	à à 5 grammes

M. S. A. — Puis broyer ce mélange : 1° pendant 12 heures dans une décoction de feuilles de chanvre; 2° pendant 24 heures dans celle d'asclepias volubilis * ; 3° pendant 12 heures dans du jus de datura * ; et enfin faire des pilules grosses comme des grains de poivre.

3° Mode d'aministration — Pour la variété Kombane : une pilule dans de l'eau-de-vie.

Pour le Koudarpadouvane — griller un morceau de curcuma, le mettre dans de l'eau chaude, décanter et donner une pilule délayée dans cette tisane. Pour la variété andirame, donner une pilule dans une décoction de poivre grillé.

Quelle que soit la vertu de cette pilule si pleine d'extravagance et de justesse, nous pouvons affirmer que dans le choléra, le tout est de commencer le traitement à temps. Ce qui nous a donné jusqu'à présent le meilleur résultat, c'est la méthode suivante qui du reste, n'a rien de nouveau pour personne.

1° Pon	Bichlorure de mercure	— 4 centigrammes.
	Sirop de fleurs d'oranger	— 30 gr.
	Eau distillée	— 100 gr.

une cuillerée à bouche toutes les heures ; potion que l'on peut renouveler 2 fois (0,12 c. gr.) dans les 24 heures, et qu'on peut faire alterner avec la potion suivante :

Pon	Ether sulfurique	— 3 gr.
	Alcool de menthe	— 4 gr.
	Laudanum de Sydenham	— XX gout.
	Sirop de fleurs d'oranger	— 30 gr.
	Eau distillée	— 120 gr.

2° — Entéroclyse répétée 2 et même 3 fois dans les 24 heures, avec, à chaque fois, deux litres de sérum artificiel de Hayem ;

3° — Injections hypodermiques de caféine et d'éther alternativement, toutes les heures, dans la période algide.

4° — Injections sous-cutanées de 500 grammes de sérum artificiel de Hayem sur chaque flanc, répétées jusqu'à concurrence de 2 litres dans les 24 heures.

5° — Collodion élastique en couche épaisse sur l'abdomen.

6° — La friction des membres, en cas de crampes, avec des liniments camphrés, et les bouteilles chaudes pour combattre le refroidissement ne doivent point être négligées.

Dans les nombreux cas de choléra que nous avons traités dans les hôpitaux de Chandernagor et de Karikal, nous n'avons jamais eu recours ni aux bains, ni à la phléboclyse. Nous avons vu plus haut qu'elle était l'aversion de l'Indien pour les bains dans le cours d'une maladie, et combien l'Hindou pusillanime par nature redoute un coup de bistouri. Ce sont ces seules considérations dont l'inobservance pouvait nous interdire l'accès des cholériques, qui ne nous ont pas permis d'expérimenter ces deux moyens qui ont donné de si brillants résultats en d'autres mains.

Quant à la réaction, elle s'annonce toujours ici par un sommeil lourd et prolongé et une abondante crise urinaire au réveil. A cette période qui est loin d'offrir ici la violence qu'on lui reconnaît ailleurs, il est extrêmement rare de voir se déclarer la fièvre et les accidents cérébraux observés en Europe et quelquefois, chez les Blancs dans ces pays. Opprimé par la maladie, l'organisme ne peut s'élever jusqu'à l'état fébrile. La presque totalité des malades meurt dans la période de dépression.

Chez les Indiens, la convalescence du cholérique est négligée, soit qu'avant le complet rétablissement de l'un, la maladie d'un autre fasse abandonner le premier, soit que l'apathie naturelle à l'habitant de ce pays, encouragée par sa confiance en Khâli dont il a détourné le courroux, se repose sur la nature. Mais, il est un fait certain que tel malade qu'on a laissé en pleine voie de guérison est emporté quelques jours après par une rechute due à son imprudence, très souvent aussi à la faiblesse des parents qui veulent remonter le malade par une nourriture fortifiante.

La rechute, en effet, dans le cours de la convalescence, pardonne moins que le mal primitif, et, dans les annales de la médecine indienne, il serait difficile d'en trouver un cas de guérison.

Enfin, quand la terminaison est heureuse, la convalescence est longue et pénible; et le passage de la cruelle déesse qui a sucé tout le sang du corps dès la première atteinte du mal n'est pas sans avoir un retentissement plus au moins éloigné sur le système cérébro-spinal.

Les suites de longue échéance les plus fréquentes en sont la cachexie, l'atrophie musculaire progressive, l'ataxie locomotrice et l'hémiplégie, dont on voit défiler tous les jours dans les hôpitaux, maints spécimens sans autres antécédents pathologiques personnels que le choléra.

Une première attaque du choléra est loin d'en donner l'immunité pour le reste des jours, et l'on peut dire que Khâli, ne cherche qu'à rattraper la proie qui lui a échappé une première fois.

———o———

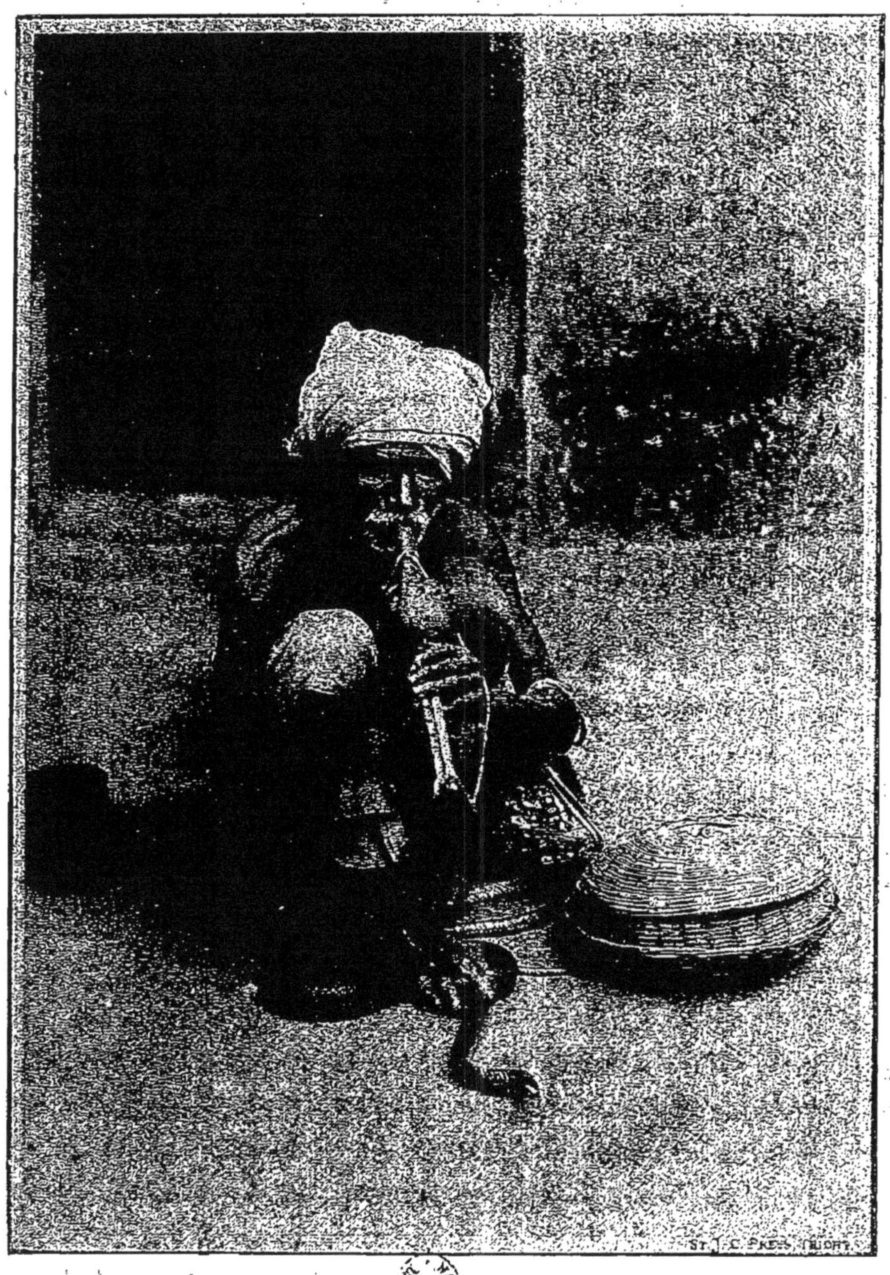

Un jongleur indien.

CHAPITRE XIX.

Morsure des serpents.

Moins inévitable que le choléra et plus mortelle que lui est la morsure des serpents. Quelque formidable que soit le tigre, farouche habitant des jungles, on n'est ni aussi souvent, ni aussi généralement exposé à ses attaques, tandis que plus de vingt mille personnes succombent chaque année à la morsure des serpents.

L'Inde peut être, en effet, considérée comme une immense cage à serpents où l'on ne peut que s'étonner de ce qu'il n'y ait point plus de mortalités dues à ces reptiles. Ce n'est point seulement dans les forêts qu'ils pullulent à leur aise, et en défendent l'accès aux chasseurs imprudents ; mais, sur le bord des étangs, autour des maisons, dans les appartements, jusque sous le lit, on les rencontre blottis, attendant leur proie, ou poursuivant un crapaud ou un rat. On les a vus transportés sur les argamasses par des corbeaux qui, les ayant mal saisis, se font mordre et lâchent prise. Les porchers qui bordent les routes leur procurent un gîte commode et frais, grâce à leurs racines entortillées à fleur de terre, et à l'ombre qui entretient à leur pied une humidité constante.

Ces êtres dangereux que le Dieu des chrétiens a voués à la haine du genre humain, sont dans l'Inde l'objet d'une grande vénération. D'après les Vêdas, en effet, Siva, dieu destructeur et bienfaisant, afin de délivrer Brahma et Vichenou des cruautés de Soûrabanemane, engendra *Soubramanniar*. Celui-ci revêtit la forme d'un serpent et prit sous sa tutelle les deux persécutés qui devaient devenir plus tard des dieux. Cette origine divine des serpents est, croit-on populairement, attestée par ce signe que la capelle porte sur le cou, le V symbolique de Siva que tous les sectaires de ce dernier portent sur le front. Elle explique également le culte dont cet ophidien plus particulièrement que les autres de son espèce est l'objet dans toute l'Inde.

Dès que les habitants d'un village remarquent qu'une capelle est venue s'établir dans les environs, ou plutôt que Soubramanniar, qui, jadis, a sauvé les dieux des mains de leur tyran, leur a fait la faveur de fixer sa demeure auprès d'eux, on s'empresse de lui porter dévotement des offrandes qui consistent en bananes, lait, œufs et autres mets qu'ils savent être du goût de leur divin commensal. La fourmilière où, usant de son droit du plus fort, cette divinité rampante a élu son domicile est désormais un sanctuaire, et, dût-il lui en coûter la vie, que nul ne serait assez téméraire pour porter sur elle une main sacrilège. Si pieusement choyé, et repu des offrandes de ses adorateurs, ce dieu ne sort de son refuge que le matin pour se réchauffer au soleil levant, pour présenter ses hommages à *Indra*, le premier dieu de l'univers. Il se roule alors sur lui-même, dresse sa tête, déploie et tend ses ailerons, et balançant en cadence son corps luisant, il darde vivement sa langue effilée et fourchue, et renouvelle devant ce dieu suprême, son serment de protection du genre humain. Dans cette pose, il est réellement beau et majestueux. On oublie un instant le reptile malfaisant pour contempler et admirer la vivacité de ses couleurs d'un jaune-doré, l'élégance des formes de son cou orné d'un croissant noir comme d'un collier de jais. C'est aussi le moment où le peuple réuni autour de lui se prosterne avec recueillement, en lui demandant son salut temporel et spirituel.

Ce culte dont on retrouve des traces dans toute l'Asie, (sauf en Chine) en Europe, en Afrique, dans certaines tribus de l'Amérique et de l'Australie est uniquement fondé sur la crainte que ces reptiles inspirent naturellement aux hommes. Car, si odieux et si terribles qu'ils soient, ces animaux n'attaquent l'homme que pour se défendre ; aussi, en leur procurant le bien-être auquel aspire toute créature ici-bas, espère-t-on éviter leur dent meurtrière.

On croit populairement que lorsqu'un serpent se dresse sur la tête de quelqu'un sans le mordre, celui-ci est destiné à devenir roi. Mais, si tout le monde n'a pas la chance d'un Tippousahib, on a au moins celle d'avoir échappé à un danger imminent. Car, tous les sacrifices qu'on lui prodigue depuis des siècles n'ont point réussi à adoucir ses mœurs, ni atténué la force de son venin. Aussi, à côté de l'autel dédié aux *Nagas*, *Garouda*, le divin oiseau, ennemi et destructeur de la race des serpents, a-t-il le sien tout aussi chargé d'offrandes.

Longue serait la liste des différentes espèces d'ophidiens qui infestent ce pays ; nous prendrons comme sujet de notre étude le serpent capel (cobra da capello des Portugais) le *Naga-pambou* ou Nallapambou des tamouls. Il est un des plus communément répandus dans cette région ; il est celui dont le venin est le plus subtil, puisqu'il peut causer la mort instantanée.

« Sa piqûre n'est pas très douloureuse ; elle est surtout caractérisée par l'engourdissement qui se produit dans la partie mordue, « d'où il se propage rapidement dans tout le corps et produit des « syncopes, des défaillances ; la bouche se contracte, devient baveuse ; la langue se gonfle, les dents se resserrent, le malheureux malade tombe sans connaissance, et expire en quelques instants ». (1)

(1) L'Abbé Desaint : Manuel de médecine.

Le diagnostic d'une morsure de serpent est quelquefois un problème difficile à résoudre, surtout quand on n'a pas pu voir la bête; comme, par exemple, dans le sommeil ou sous l'eau, puisque les hydrophis ou *vâlhécadiâne* qui pullulent dans l'embouchure de l'Arselar (1), passent pour être aussi venimeux que le cobra. Le syndrome classique de l'auréole violacée qui apparaît autour des piqûres est d'une valeur peu appréciable chez les gens de couleur.

Le pouls uniformément lent sur toute la ligne qu'on doit trouver, selon Agastayar, dans un semblable accident, est loin d'être un signe pathogmonique d'un empoisonnement par l'échidnine. Il est commun dans toutes les affections intestinales.

La coloquinte préconisée par les auteurs indiens semble être d'un meilleur aloi. S'il est exagéré de dire qu'on n'en sent pas l'amertume. tant que le venin n'est pas descendu complètement, son effet drastique élimine toujours le poison, quel qu'il soit, pendant la durée de l'épreuve.

Le pronostic toujours sérieux est proportionnel à la quantité de venin inoculé et à la richesse vasculaire de la région atteinte. Le préjugé qui s'attache aux jours d'Amavasey dans ce pays veut que cette phase lunaire soit plus funeste dans ces maladies ; on croit que l'échidnine acquiert en ce jour dans la glande des ophidiens une virulence plus grande. Mais ce qu'on peut constater, c'est que dans bien des piqûres venimeuses, il y a sur le corps une recrudescence d'accidents à cette époque.

Il y a, dit-on, des serpents qui peuvent donner la lèpre rien qu'en léchant le corps de l'homme avec leur langue, et bien des affections de cette nature leur sont imputées, à tort ou à raison.

Le traitement d'une si terrible maladie, pour ainsi dire endémique, est un de ceux qui font la gloire de la médecine indienne. Mais, tombé entre les mains des charlatans, il fut enveloppé d'un voile si mystérieux, qu'il est de nos jours, presque du domaine de la fable et des chimères.

Il nous sera inutile de parler ici du prétendu remède infaillible des psylles. Chacun sait aujourd'hui que l'art de ces derniers est plein d'astuce, et que leur adresse pour captiver les serpents est le seul sérum préventif et curatif qu'ils possèdent contre leurs morsures. Jeter sur le passage de ces reptiles un linge que ceux-ci prennent pour leur proie, y faire déverser tout leur venin, et s'en emparer ensuite pour les faire danser au son de leur chalumeau, tel est le

(1) Rivière de Karikal, branche du Cavéry.

procédé employé par les jongleurs indiens dont le métier n'exige que du sang-froid et de la dextérité.

Après les charmeurs de serpents viennent les magnétiseurs dont il serait injuste de méconnaître la valeur dans ce chapitre de la pathologie. Mais les simagrées et les mots cabalistiques usités dans cet art ont fait de ceux qui l'exercent des disciples de Satan, et les missionnaires catholiques font à cette science une guerre injustifiée.

De tous les médicaments préconisés contre la morsure des serpents, un des plus célèbres est l'herbe sur laquelle une mangouste (ichneumon mungos) attaquée par un serpent, va se rouler aussitôt pour neutraliser le venin que lui a inoculé son ennemi. Le seul défaut de ce spécifique si puissant est de n'être connu d'aucun homme : il nous est permis de supposer que l'adresse des mangoustes pour attaquer les serpents à qui elles font une guerre à outrance jointe à leur « moindre sensibilité à l'envenimation (1), » est, comme pour les jongleurs, le seul arcane que la Nature a mis en leur pouvoir.

La thérapeutique indienne attribue au coco des vertus antivenimeuses. Son usage constant est réputé procurer l'immunité contre le venin des serpents, et son jus est même préconisé par certains auteurs dans le traitement des morsures de ces reptiles. La Providence si sage dans ces répartitions a-t-elle à dessein doté d'une si riche production de cocotiers ce pays qui est un nid à serpents ? Ce que nous pouvons affirmer, c'est que le jus de coco absorbé en une certaine quantité produit un effet analgésique et purgatif à la fois.

Ces deux propriétés font la base de tous des médicaments antivenimeux en usage dans le pays.

Innombrables sont les formules préconisées pour la cure des morsures des serpents. Nous n'en retiendrons qu'une seule qui est très répandue dans cette partie de l'Inde sous le nom de *Vichamaroundou*, panacée, du reste, pour toutes sortes de piqûre venimeuse.

1° Faire macérer les semences de croton tiglium dans de la bouse de vache ; les partager en deux dans le sens des cotylédons, enlever l'embryon, laver dans de l'eau fraiche, retirer l'épisperme.

2°	Semences de croton préparées comme ci-dessus	à à un *palam* (35 gr. 71)
	Graines mondées de margousier	
	Mercure pur	
	Soufre sublimé	
	Sulfate de cuivre	
	Arsenic blanc	
	Réalgar	
	Assa fœtida	
	Charbon de noix de coco.	12 grammes

(1) Le Dantec : Op. cit.

Broyer le tout dans du suc d'herbe hirondelle * pendant 4 heures, autant dans de l'huile de margousier et conserver dans une boîte en corne.

3° Prendre de cette pâte le poids d'une graine de *phaséolus mungo* * ou 0,50 centigrammes environ et faire avaler dans une feuille de bétel, en mettre également sur la piqûre.

4° Quand le danger est pressant, on peut faire une incision dans le cuir chevelu et mettre ce médicament dans la plaie.

5° Régime sans sel pendant toute la durée de la maladie.

Cette méthode empirique a du bon, dit le Dr Huillet ; elle tend à l'élimination du venin par deux voies différentes, la peau et l'intestin. Mais elle est incomplète et privée des autres grands moyens dont dispose la médecine européenne.

La médecine Hunania semble avoir pressenti la méthode sérothérapique du venin des serpents, quand elle conseille de traiter leur morsure par l'application sur la plaie de la tête écrasée du serpent ou mieux encore de son fiel. Mais cette thérapeutique n'est qu'une suite de la croyance des auteurs Hunanias aux propriétés miraculeusement curatives de toutes les maladies que posséderait la peau ou la chair des serpents en poudre sèche on en infusion, et est loin de ressembler au sérum antivenimeux de nos Instituts Pasteur auquel, malheureusement, on a rarement recours.

A ce propos, qu'il nous soit permis de rappeler ici l'observation d'une malade que nous avons soignée à l'hôpital de Karikal. Cela nous autorisera à affirmer que la médecine européenne n'est pas aussi désarmée qu'on le croit, dans ces maladies.

Une nuit, au mois de Novembre 1901, une femme de constitution robuste, de taille plutôt haute, fut transportée à l'hôpital colonial de Karikal. Elle ne pouvait pas marcher, ne répondait pas aux questions; les yeux étaient complètement fermés, les dents serrées ; insensibilité à la piqûre, extrémités froides, sueurs visqueuses sur tout le corps, tels étaient les symptômes généraux Sur l'épaule droite, un peu en dedans du moignon, on voyait nettement deux ou trois points marqués par du sang coagulé. La respiration était normale, mais le pouls petit et filiforme. La femme réagissait, quand on approchait du nez un tampon imprégné d'ammoniaque, pour aussitôt retomber dans son état comateux. Son mari nous raconta le récit suivant.

Vers onze heures du soir, sa femme était allée se coucher sur une natte qu'elle avait étendue par terre quelques heures auparavant, et qu'elle venait de quitter pour aller servir à manger à son mari qui rentrait de son travail. En venant donc se recoucher au même endroit, sitôt qu'elle posa la tête sur l'oreiller, elle sentit une première piqûre. Elle fit un petit mouvement et se recoucha. Nouvelle piqûre, même mouvement. Ce n'est qu'à la troisième piqûre qu'elle voulut se rendre compte de son mal ; elle souleva l'oreiller, passa la main dessous, et repoussa le serpent en jetant un cri. Le mari accourut, et la femme lui indiqua le serpent qui était allé se blottir contre un mur. La bête fut immédiatement tuée et incinérée pour comble de vengeance. Elle mesurait, au dire du mari, un mètre environ de longueur, et était grosse comme les cinq doigts réunis. La femme n'eut que le temps de raconter à son mari tout ce qui s'était passé et perdit connaissance. C'est dans cet état qu'elle nous fut présentée.

Aussitôt le diagnostic posé, on lui injecta avec une seringue de Pravaz deux doses de *sérum antivenimeux*, l'une au flanc droit, l'autre au flanc gauche. Ces injections furent pratiquées avec les soins antiseptiques ordinaires. La femme sentit à peine la piqûre de l'aiguille de Pravaz. Puis, la plaie de l'épaule fut lavée avec une solution fraîche d'hypochlorite de chaux au 1/60, et on injecta avec la même seringue de Pravaz, en six endroits différents autour de la plaie, de cette même solution d'hypochlorite de chaux. Après avoir recouvert cette région d'un tampon imprégné de cette solution, nous injectâmes de nouveau deux nouvelles doses de sérum antivenimeux, toujours dans les flancs. Au bout de ce traitement qui dura environ une 1/2 heure, la femme commençait à répondre quand on l'appelait par son nom. Le dents se desserraient en pressant un peu sur les articulations du maxillaire inférieur : nous en profitâmes pour lui faire avaler du café noir tout chaud.

Ayant voulu recommencer une nouvelle injection de sérum antivenimeux, elle opposa de la résistance avec la main, dès qu'on a passé un tampon de sublimé sur le flanc. Une nouvelle tasse de café noir toujours chaud lui fut administrée. Après l'ingestion de cette deuxième tasse de café, la malade s'assit sur son séant, sur la table d'opération où on lui faisait ces injections, ouvrit les yeux et reconnut les personnes qui l'entouraient. Elle voulut aussitôt sortir. Nous la gardâmes quelque temps encore, la fîmes transporter dans un lit, et la recouvrîmes d'une couverture de laine. Une transpiration abondante se déclara au bout de quelques minutes, et la malade se sentit si bien, qu'elle ne voulut plus rester à l'hôpital, où, sans doute, elle ne serait jamais venue, si elle avait eu sa connaissance.

Le lendemain matin, son mari qui vint nous remercier, nous raconta que la malade n'a pas pu dormir la nuit, plutôt de peur que de mal, mais qu'elle se portait très bien. Et depuis ce temps, nous n'avons pas revu la malade.

———o———

CHAPITRE XX.

Différentes morsures et piqûres venimeuses.

Chiens.

Le cadre des maladies engendrées par les piqûres venimeuses serait incomplet, s'il ne comprenait les accidents déterminés par la morsure des chiens, des rats et autres animaux qui, pour être plus petits n'en sont pas moins dangereux dans cette région.

Le chien, ce noble compagnon de l'homme, ce symbole de la fidélité, est considéré dans l'Inde comme un être vil et méprisable. Le législateur indien en interdit l'élevage dans les familles, sous prétexte de souillure. Il n'y a guère que les pariahs, cette dernière classe de la population, piscine épuratoire où les classes privilégiées ont rejeté leur sécrétion, qui font de ces animaux si vantés chez les autres nations, les gardiens de leur masure sans huis. La misérable condition échue à cette caste explique l'incurie des maîtres vis-à-vis de leurs roquets sales et dégoûtants que l'on voit souvent se traîner dans les rues, et se nourrir des excréments des hommes.

L'éclosion inattendue de la rage chez ces animaux, facilitée par le soleil tropical de l'Inde, en fait un danger permanent, et nous ne saurions trop louer l'Administration tant française qu'anglaise de son sage règlement qui impose la captation de tous les chiens errants (1).

Les symptômes de la rage n'offrent aucune particularité dans ce pays, et le pronostic en est aussi sérieux que partout ailleurs.

Le traitement antirabique européen n'est point encore entré dans l'esprit de la population indienne. Mais l'absence d'un institut Pasteur à proximité, puisque le seul qui existe en ce moment dans l'Inde se trouve placé à Kasauli, est la véritable cause de ce retard.

La médecine indienne est armée avec avantage contre la morsure des chiens. Le datura fait la base de son traitement. La formule la moins compliquée est la suivante : Broyer la racine de *datura fastuosa* et donner le poids d'une noix d'aréck. On peut tripler cette dose, si on est éloigné du jour de la morsure, où si la rage est déjà déclarée.

---

(1) L'arrêté du 3 Décembre 1845 accorde une prime de trente à soixante quinze centimes pour la destruction de toute espèce de chiens sur le territoire français.

Régime : pendant 6 jours, du riz cuit à l'eau, sans sel, assaisonné de petit lait le matin, et du lait cuit le soir.

Avant chaque repas, douche à l'eau fraîche, en frottant sur la tête soit de l'huile de ricin, soit de la mantègue. (1)

***

Rats.

Les rats dont la destruction est, de nos jours, encouragée par des primes, ont eu dans l'Inde, de tout temps, une triste réputation. Leurs morsures ont été toujours considérées comme aussi dangereuses que celles des chiens enragés.

Bien qu'on ne trouve dans aucun ouvrage technique la description exacte de la peste bubonique qui ravage ce pays depuis quelque temps, on a du moins reconnu tous les méfaits dont les rats étaient capables, toutes les maladies qu'ils pouvaient transmettre à l'homme.

Parmi les nombreuses espèces de ces rongeurs qui grouillent sous nos toits, les auteurs indiens en décrivent 19, le gros rat *perchale* est celui dont la morsure est la plus redoutable.

La finesse de ses dents fait souvent confondre ses morsures avec celles des serpents, quand on a été attaqué la nuit, pendant le sommeil. Le diagnostic ne se fait que par élimination, puisqu'on n'en sent pas monter le venin, et qu'au lieu de deux piqûres plus profondes que les autres, on a une blessure en fer à cheval homogène sur toute la ligne.

Le traitement est identique à celui de la morsure des chiens, et repose sur le datura.

Traitement externe : jus de feuilles de datura grossièrement écrasées avec la poudre de curcuma à instiller dans l'oreille opposée au côté atteint.

Traitement interne : une aubergine verte farcie de graines de sésame, tous les matins, pendant trois jours. Régime sans sel.

L'ayulvêda vante les vertus de la salive et de la fiente des chats dans cette morsure. En voici une formule :

---

(1) Autre formule { Feuilles d'herbe hirondelle No. 3
Poivre. . . . . . . No. 5 }
Pour une dose : Us. int.
Jus de feuilles d'herbe hirondelle sur la morsure.
Régime sans sel pendant 24 heures.

Feuilles de tournesol } à. à.
Fiente de chat noir } P. E.
Miel blanc . . . . . Q. S.

En pilules grosses comme des petits pois. - Us. int. (1)

***

Lézards verts.

Les lézards verts *(aranhaï)* forment ici une classe d'animaux aussi dangereux que les rats. Ils sont d'autant plus redoutables qu'on n'en sent pas l'attaque. Car, « ils peuvent tout simplement lécher le corps de l'homme; ils produisent alors l'engourdissement et l'anesthésie de toute la région. Quand, après avoir égratigné l'épiderme avec leurs griffes, ils y passent la langue, on a des douleurs aiguës dans toutes les articulations; le corps envahi par une éruption subite devient livide, et tremble comme une feuille morte. La langue pâteuse s'embarrasse dans la bouche; l'œdème de la glotte rend la voix caverneuse; la mort peut en résulter dans quelques jours. » (Agastayar)

La noix vomique est préconisée par les auteurs indiens comme antidote de ces morsures. Divisée en huit parties égales, on en donne 5 et même 6, par intervalles, dans les 24 heures.

Régime sans sel, comme du reste, dans toutes les piqûres venimeuses, pour faciliter l'assimilation du médicament dans l'organisme

Scorpions.

Quant aux piqûres de scorpions, chacun dans l'Inde en connaît les symptômes, pour les avoir ressentis, au moins une fois dans sa vie. Très douloureuses parfois, elles sont, en général, peu dangereuses. D'après la médecine Hunania, elles seraient même bienfaisantes dans les cas de paralysie. Il faudrait alors laisser le scorpion piquer sur le membre paralysé, en dehors du paquet vasculo-nerveux de la région. Seuls chez les enfants, ces piqûres peuvent inspirer quelque inquiétude, à cause de la crainte des convulsions.

---

(1) Autre formule : Feuilles de diospyros glutinifera * } à. à.
Poivre . . . . } P. E.
Ail . . . .

Broyer ensemble. Us. int. - Gros comme une noisette, tous les matins, pendant 3 jours. Régime sans sel pendant la durée du traitement.

Parmi les cinq variétés de scorpions, décrites par les auteurs indiens, il n'y a guère que le gros scorpion noir qui passe pour être aussi venimeux qu'un serpent capel. On le rencontre dans la brousse, dans les ruines d'édifice, dans le creux des arbres. Ses piqûres se traduisent par une enflure immédiate du membre, adénite à sa racine, douleur vive, lancinante, sensation de brûlure dans tout le corps et sialorrhée. La mort peut s'ensuivre.

Les recettes contre les piqûres des scorpions sont innombrables ; il n'est pas un seul Indien qui n'en connaisse pas une infaillible. Cette multiplicité même des moyens thérapeutiques est une preuve éloquente de l'inefficacité de chacun d'eux.

Le magnétisme y joue également un grand rôle.

Le traitement est, en général, externe, et comme souvent, on a peine à retrouver la trace de la piqûre, on met dans l'oreille opposée au côté atteint, du jus de tabac trempé dans de l'urine, ou mieux dans une solution ammoniacale au 1/10. L'Ayulvêda préconise plutôt dans la narine opposée au côté atteint, l'instillation suivante :

Racine de liane à réglisse du pays à graines blanches.	à. à.
Racine de boerhavia diffusa	P. E.
Eau chaude	Q. S.

Broyer - Passer - Us. ext.

De tels traitements qu'on peut citer à l'infini sont pour la plupart homéopathiques, et consistent à amener la sédation du premier mal par une douleur plus vive, provoquée dans une autre région du corps.

Quand on peut préciser l'endroit piqué, la thérapeutique Hunania, par l'organe de son illustre représentant Agamodoumounichi-saheb, conseille l'application d'un scorpion écrasé à cet endroit. C'est elle encore qui vante les vertus d'une macération de scorpions dans de l'huile d'amandes douces, non seulement dans la piqûre de ces arachnides, mais encore dans la lithiase rénale et dans différentes névralgies.

Mais l'application *in loco dolenti* de la poudre suivante dont la formule nous a été livrée par un ami, nous a donné d'heureux résultats dans maintes circonstances :

Sulfate de Cuivre	à. à.
Tabac en feuilles	P. E.
Coton cardé . . .	

Calciner - Pulvériser - Us. ext.

On attribue la même vertu aux feuilles fraîches d'achyrantes aspera * écrasées et appliquées sur la partie malade (1).

***

Scolopendres, iules, fourmis.

Les morsures des scolopendres et des iules sont susceptibles du même traitement. Mais contre les premières dont quelques-unes sont très venimeuses, on prescrit pour l'usage interne du calomel dans du jagre, avec application sur le corps d'un mélange de camphre et cendres, en parties égales. Régime sans sel. (Autre formule : poivre en poudre délayé dans du lait de coco. Us. int.)

Les plus infimes chenilles que l'on voit errer sur la route sont une source de maladies dans ce pays. Leurs morsures se caractérisent par une éruption impétigneuse sur tout le corps, accompagnée parfois d'hémoglobinurie. Elles sont traitées par une friction énergique d'urine sur toût le corps.

Jusqu'aux microscopiques fourmis qui enguirlandent les murs des appartements, les jours de pluie, tout dans ce pays conspire contre la santé de l'homme. La piqûre de ces insectes égoïstes produit de douloureuses urticaires que l'on traite par une application externe d'huile de ricin sur le corps.

Les piqûres venimeuses sont, en général, réputées être le côté faible du médecin européen. Mais, comme on le voit, tous les traitements indigènes dans ces affections se bornent à un effet purgatif et stimulant. La ligature est quelquefois employée. Mais, pour arrêter le venin et l'empêcher de gagner la tête, on préconise plutôt un grand poids sur la tête, afin d'arrêter la circulation du cuir chevelu. La cautérisation se fait à l'aide d'un fer rouge, ou d'un charbon ardent qu'on approche de la plaie où l'on a mis préalablement un grain de sel de cuisine. Ces moyens thérapeutiques qui rappellent l'enfance de l'art, sont l'origine des gangrènes qui sont le cortège habituel d'une piqûre venimeuse un peu sérieuse, et qui sont souvent mises sur le compte de ces bêtes.

La prophylaxie de ces morsures auxquelles sont exposés tous les âges, comme tous les sexes, est obtenue, croit-on, par le moudicayer ou ceinturon supplémentaire qu'on fait porter aux enfants. Il est fait avec des filaments de la racine d'herbe hirondelle, plante préconisée contre les piqûres venimeuses. Mais ce n'est pas la vertu

---

(1) Achart : Op. cit.

de cette racine dont l'odeur écarterait tous les serpents à deux milles à la ronde, d'après les auteurs indiens, qui fait la valeur de ce cordon : c'est plutôt les nœuds que des mains pieuses y ont faits de distance en distance, et plus souvent le *Sakarame* * mystérieux dessiné par un yogui quelconque sur une feuille de zinc ou d'argent que l'on y trouve suspendue. Ce sakarame variable suivant les maux qu'il est destiné à conjurer est le suivant dans la circonstance :

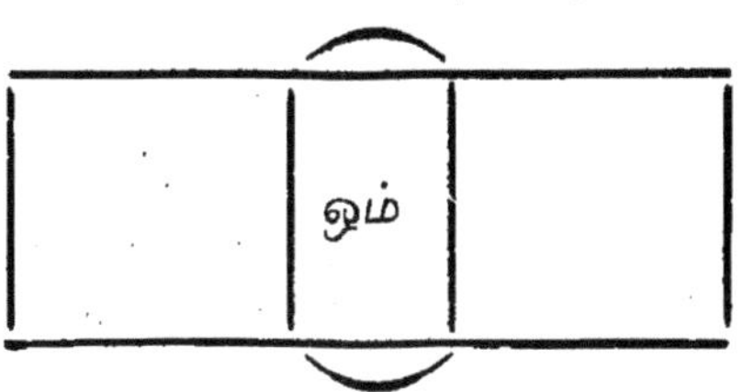

Inutile d'ajouter que les plus sûrs agents prophylactiques de ces maux sont la destruction des bêtes venimeuses encouragée par des primes et, plus encore, la propreté des villes et des habitations privées. Une des sages précautions est de ne pas marcher, le soir, le long des trottoirs et sur le bord des routes, et de se faire escorter par un bon fanal. Les indigènes, facteurs ruraux ou gardes champêtres que leur métier oblige à se déplacer la nuit, se servent en général d'une canne en fer, terminée inférieurement par un renflement contre lequel vient rebondir un anneau, également en fer, mobile sur cette tige. Ce bruit métallique qui s'entend à une certaine distance suffit pour mettre en fuite tous les êtres malfaisants, à quelque classe qu'ils appartiennent, humains ou reptiles.

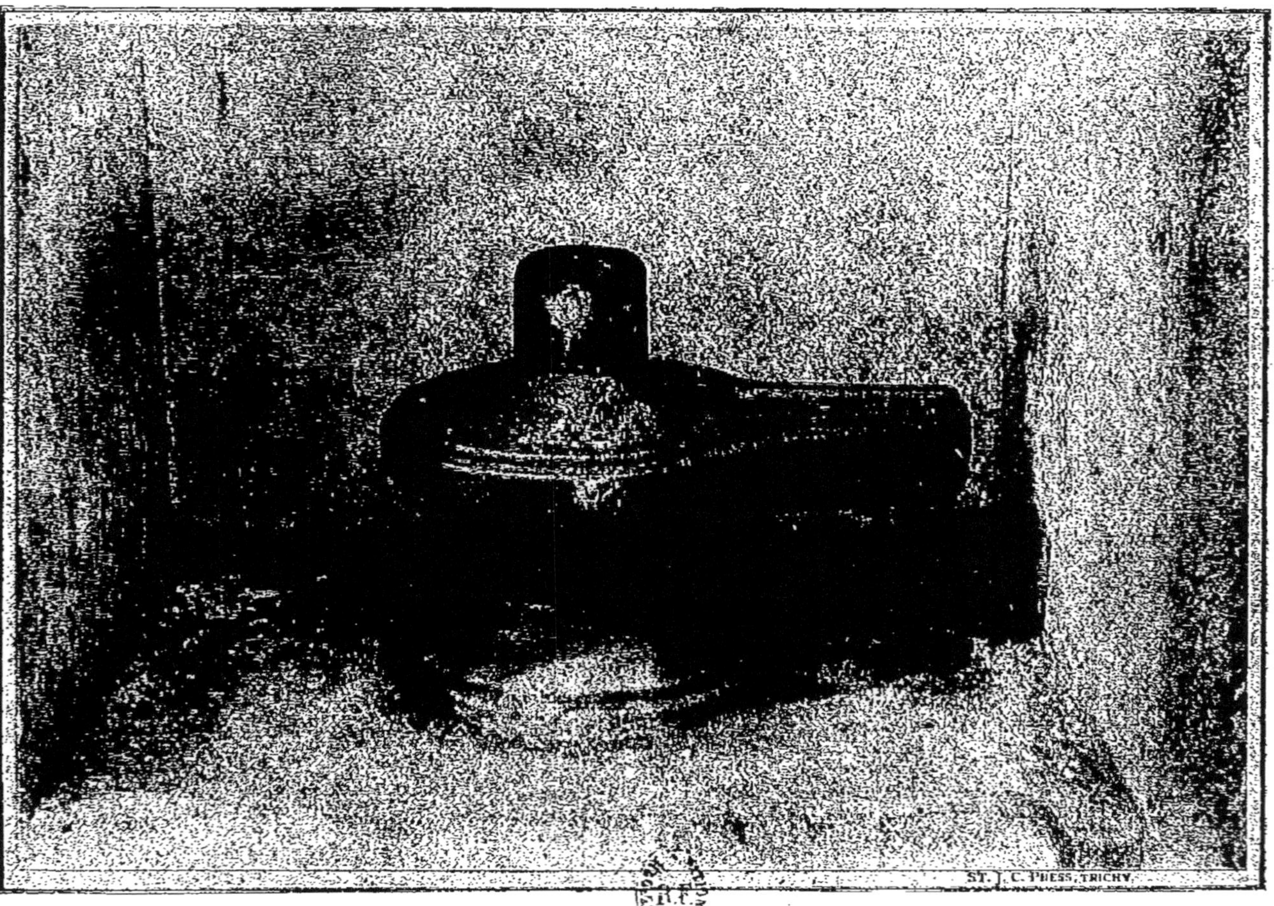

Le yoni Lingam.

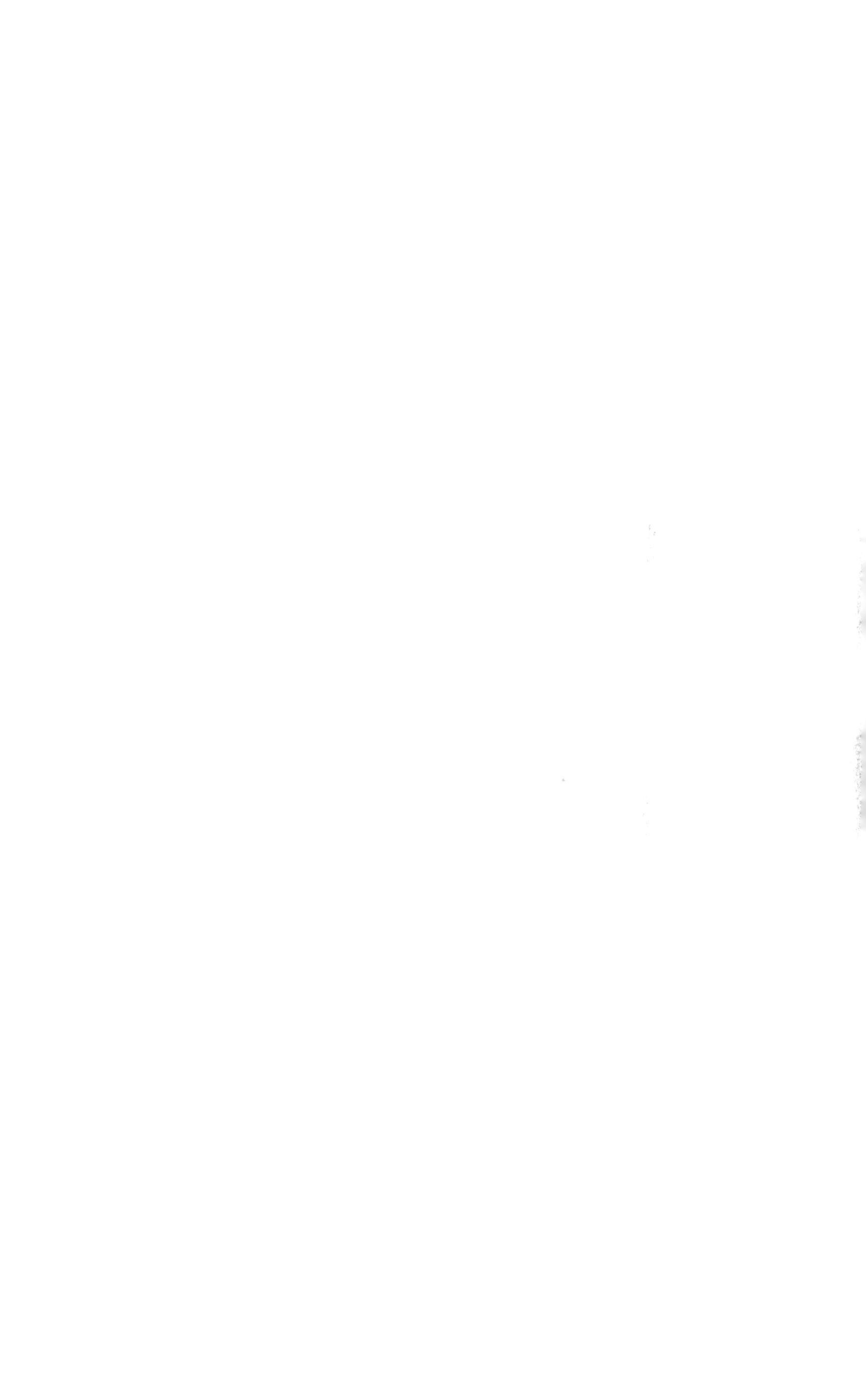

CHAPITRE XXI.

Stérilité féminine — Avortement.

Nous avons jusqu'à présent, envisagé des maladies communes à tous les sexes. Nous aborderons dans ce chapitre une question spéciale à la femme, qui a un intérêt non seulement médical, mais encore social et juridique.

La stérilité féminine qui crée au mari indien le droit de prendre une deuxième femme, au bout de huit ans de mariage (1), et même une troisième à la rigueur, (tel est son souci de procréation) (2), est relativement rare dans l'Inde. Agastayar prétend même que cet état n'existe pas chez la femme, et que l'homme seul peut en être atteint.

Les médecins indiens à qui la gynécologie est un mystère inviolable n'ont qu'une vague notion de l'imperforation de l'hymen, de la déviation de l'utérus, de la métrite parenchymateuse et de la salpingite, termes qu'ils font néanmoins intervenir quelquefois pour expliquer la cause de la stérilité féminine. Mais, après avoir fait la part de ces états pathologiques, de l'influence de leur sempiternelle triologie médicale, vâdame, pittame, séttoumame, et plus encore celle de la présence de petits vers très friands du liquide séminal qui élisent domicile dans l'utérus (3), ils finissent toujours par reconnaître le *Karmame*, et conseillent de le conjurer par des sacrifices aux dieux.

C'est ainsi que le traitement de cette passion de la maternité tombe dans le domaine de la religion. Les pratiques en sont nombreuses : une nuit passée dans les ténèbres hantées du mausolée de Mirasahib * de Nagour, ou l'attouchement d'un Yoni-lingom gardé par les gymnosophistes, ou encore le *Sakty* * *poudja*, célébré dans l'ombre du sanctuaire par de jeunes brahmes sur la personne même désireuse d'engendrer, passent pour avoir des vertus proli-

---

(1) Lois de Manou : Liv. IX. Scola 81.

(2) On doit se marier non pas en vue de la terre, mais en vue du ciel (Manou : liv. IX.)

(3) Formule contre cette affection.

Huilo de sésame. . . . . . 750 gr.
Racine de cyperus juncifolius * 8, 92
Sommités d'aerva monsonia * } à à
Do. de trianthema obcordatum * } poids d'une noix d'areck.

Faire bouillir. — Us. int. — Une cuillerée à bouche, tous les matins pendant les 15 jours qui suivent la menstruation.

Régime — Itchapatiame.

fiques que la thérapeutique indienne s'épuise en de vains efforts pour trouver. Car tout le traitement de la stérilité consiste, dans la médecine indigène, en des stimulants du système nerveux dont voici quelques formules :

I. — Onguent :

Fiel de poule . . .	à à
Graines de cotonnier	P. E.

M. S. broyer. — Us. ex. — Appliquer sur les parois du vagin pendant les 3 jours qui suivent les règles, au moment de l'acte conjugal.

II. — Onguent :

Assa fœtida broyé en pâte épaisse dans de l'huile de sésame.

Us. ext. — Poids de 5 fanons sur les parois du vagin au moment de l'acte vénérien, pendant 3 jours consécutifs.

III. — Onguent :

Sel de roche	à à
Sulfure d'arsenic	poids de 3 fanons.
Assa fœtida	
Eau chaude	Q. S.

pour pâte épaisse - Même usage que précédemment.

IV. — Onguent :

Fleurs de safran	à à
Racine de réglisse	poids de 1 à 3 fanons.
Anis	
Eau chaude . .	Q. S.

pour pâte épaisse. — Us ext. — application sur le pénis - poids d'un fanon - et sur les parois du vagin - poids de 5 fanons-au moment de l'accouplement, pendant 3 jours consécutifs.

Mais, si les médecins empiriques ne connaissent pas très bien l'art de faire concevoir à un utérus, ils n'en sont pas moins habiles pour en expulser un produit importun. La pharmacopée indienne est riche en cette matière, et les articles abortifs sont au su et à la portée de tout le monde.

Dans l'Inde, les veuvages précoces, résultat infaillible de ces mariages prématurés, et l'abominable loi de Manou qui empêche la veuve indienne de convoler en secondes noces, amènent plus souvent qu'on ne le pense, ces termes criminels qu'on met à une grossesse de hasard. Car, la destruction d'un être qui n'a point encore vu le jour est considéré ici comme un moindre mal que le déshonneur d'une femme, son exclusion de la caste (peine, ajoutons - le, plus infamante que l'exécution capitale).

Ce sont ordinairement les femmes de barbiers ou de blanchisseurs qui jouent le rôle de faiseuse d'anges. Les purgatifs drastiques sont leurs moyens habituels ; et avant de pousser leur audace jusqu'à la manœuvre du décollement de l'œuf, elles usent encore de différents électuaires dits « emménagogues, stimulants, qui tuent la « plupart du temps leurs victimes. Ces substances sont la rhue, le « pignon d'Inde, le cumin, le gingembre, le galanga et surtout le « plumbago zeylanica dont les propriétés vésicantes ont une grande « activité (1). »

Qu'il nous soit permis de reproduire ici quelques extraits des rapports médico-légaux que nous avons été amené à fournir à la justice, pendant notre séjour à Karikal (Inde française). Ils ne jetteront que plus de lumières sur les pratiques de cette criminelle industrie.

Rapport medico-légal.

I.

Je soussigné D. P. M. . . . . Docteur en médecine, demeurant à Karikal, requis par M. P. S. . . . Juge d'Instruction p. i. près le Tribunal de 1re Instance de cette ville, en vertu d'une ordonnance ainsi conçue:

« Vu la procédure suivie contre les nommées T. . . . et consorts « inculpées d'avortement et de complicité . . . . » et serment préalablement prêté entre ses mains, ai examiné la femme T. . . . . et répondu, ainsi qu'il suit aux questions qui m'ont été posées.

A. 4e Question — L'avortement est-il naturel ou artificiel ?

R.— Dans l'hypothèse de l'avortement consommé, cet avortement serait plutôt artificiel, puisque l'inculpée avoue qu'elle a absorbé un électuaire dans le but de favoriser la réapparition du flux menstruel qui avait cessé depuis deux mois, et de prévenir les troubles de la menstruation à l'avenir.

---

(1) Dr. Huillet: Op. cit.

5e — S'il est artificiel, est-il dû à l'absorption de substances abortives, à des manœuvres mécaniques, ou à des procédés chirurgicaux ?

R.— Aucune trace de manœuvres mécaniques ou de procédés chirurgicaux. Aucune ecchymose ou érosion sur les parois du vagin, ni sur le col de l'utérus. L'avortement serait plutôt dû à l'absorption de substances abortives médicamenteuses.

6e — S'il est dû à l'absorption des substances abortives, quelle est leur nature, et peuvent-elles provoquer un avortement ?

R. — Les substances abortives qu'elle a pu absorber seraient plutôt des emménagogues que l'inculpée avoue avoir employés pour combattre sa dyménorrhée, ou plutôt cette aménorrhée à laquelle elle était sujette depuis deux mois. Mais ces substances dites emménagogues sont en général, dans ces régions, des stimulants énergiques qui, à haute dose, peuvent avoir une propriété abortive. C'est ainsi que le cumin noir, au dire de M. le Docteur Canolle, médecin des Colonies (thèse inaugurale de doctorat) qui est d'un usage journalier chez les femmes indiennes, pour rappeler leurs règles, peut, à hautes doses (plus de 15 grammes par jour), devenir une substance abortive.

7e — S'il est dû à des procédés chirurgicaux, quel est le procédé employé, l'instrument dont on a usé ?

R. — Nulle trace d'intervention directe sur l'utérus.

8e — Parait-il avoir été pratiqué par une personne de l'art ?

R. — Néant.

B.—2e De quoi est composé ce médicament ?

R. — L'analyse chimique seule, faite par un pharmacien ou un spécialiste, pourrait déceler la composition exacte de ce médicament. Mais l'examen physique par l'inspection, l'odorat et le goût, fait croire qu'il est composé de cumin noir et de sucre de palme, mélange réputé emménagogue par excellence chez les femmes indiennes. Les affirmations de l'inculpée corroborent notre hypothèse.

3e — Quelle est la vertu thérapeutique de ce médicament ?

R. — Au nombre des propriétés nombreuses attribuées par les auteurs indiens au cumin noir, ou nigella sativa de Linné, la vertu prédominante de ce médicament est la stimulation de l'appareil circulatoire, se traduisant, en général, par l'exagération des sécrétions, sueur, urine, lait, et l'excitation de l'appareil utéro-ovarien en particulier. « J'ai vérifié, dit le Dr Canolle, à l'hôpital de Karikal, « l'exactitude des propriétés stimulantes du cumin noir, avec des

« doses progressives variant entre 10 et 40 grammes de semences en « poudre, j'ai toujours obtenu dans des proportions suivies, une « augmentation des pulsations artérielles, en accroissement de la « température axillaire, l'exagération des sécrétions urinaire et cu- « tanée. Quant à ses propriétés emménagogues, je les ai également « contrôlées sur les Indiennes atteintes de dysménorrhée.

« Quoiqu'il en soit, conclut le même auteur, le fait de l'action « stimulante du cumin noir sur l'appareil utéro-ovarien, demeure « établi pour moi, à la suite de constatations personnelles et d'après « la généralisation de son emploi parmi les Indiennes atteintes de « dysménorrhée, affection si commune chez elles ».

Rapport médico-légal.

II.

Je soussigné D. P. M. . . . . Docteur en médecine, demeurant à Karikal, à la requête de M. P. S. . . . . Juge d'Instruction p. i. près le Tribunal de 2e Instance de cette ville, et serment préalablement prêté entre ses mains, ai donné ainsi qu'il suit, mon avis, sur les questions qui m'ont été posées.

I. — L'absorption par une femme enceinte de la poudre dite *Lingasindourame* et composée de muscade, de fleurs de safran, de bézoard, du musc et du minéral, dit *lingame*, peut-elle provoquer l'avortement?

R. — La poudre dite Lingasindourame est composée de principes stimulants et emménagogues.

1° — La noix muscade est « toxique pour l'homme, dit Darnley ; une noix et demie provoque chez la femme de la stupeur et « des convulsions. » « Elle est également douée de propriétés toni- « ques et excitantes des fonctions digestives ». (Dictionnaire de médecine).

Une huile essentielle en est le principe actif.

2° — Le safran est un condiment aromatique très répandu dans l'Inde. A haute dose, il est un stimulant général, énergique, et spécial sédatif de l'utérus. Il est surtout employé comme emménagogue.

3° — Le bézoard, concrétion pierreuse que l'on rencontre dans l'estomac des ruminants, a croit-on populairement, le pouvoir de détruire les virus et les poisons. Mais cette croyance n'est fondée sur aucune donnée scientifique. A peine pourrait-on lui prêter une propriété sudorifique. . . . .

4° — Le musc est employé en médecine pour ses propriétés stimulantes et antispasmodiques. Trousseau raconte qu'ayant pris du musc pour en étudier les effets, il éprouva des vertiges, et une excitation assez forte des organes génitaux. Une pareille excitation des organes génitaux chez une femme enceinte est capable de provoquer l'avortement, d'autant plus que le musc est également considéré comme emménagogue par Manquat.

5° — Le *lingame* qui n'est autre que du sulfure rouge de mercure est un antiscrofuleux et vermifuge. Il ne peut avoir des propriétés abortives qu'à la dose toxique qui amène des accidents convulsifs et paralytiques.

Conclusions — La poudre dite Lingasindourame est emménagogue et peut à une dose très forte, et chez des femmes enceintes débilitées par une maladie préalable, provoquer quelquefois l'avortement.

II. — L'introduction, dans les parties sexuelles d'une femme enceinte, d'une mèche faite de la poudre dite *Padaratchame*, et composée de safran, de bézoard et suie, peut-elle expulser le fœtus?

R. — Les propriétés du safran et du bézoard ont été exposées plus haut.

La suie, grâce à son principe actif, l'asboline, est considérée comme emménagogue.

Conclusions. — Si la poudre dite Padaratchame est par elle seule, impuissante à provoquer l'avortement, le fait de l'introduction dans les parties sexuelles d'une femme enceinte, d'une mèche quelconque, jouant le rôle de corps étranger, peut amener des contractions utérines assez énergiques pour expulser le fœtus contenu dans cet organe.

III. — Une femme enceinte de 3 à 4 mois et qui use des moyens criminels intérieurs et extérieurs ci-dessus, rend-elle le fœtus, ou a-t-elle un simple écoulement de sang?

R. — Nous avons vu que le Lingasindourame était une poudre emménagogue et que l'introduction d'une mèche dans un utérus gravide, quelle que fût la pâte dont cette mèche était enduite, pouvait amener une expulsion de fœtus. Mais on ne peut, néanmoins, affirmer que la femme enceinte de 3 à 4 mois, qui use de ces moyens intérieurs et extérieurs doit fatalement expulser le fœtus. Tout l'effet de ce double moyen peut parfaitement se borner à un simple écoulement de sang.

IV. — . . . .

Nous pouvons ajouter à cette liste cette autre formule courante dont la composition semble être d'une simplicité primordiale, et dont l'usage persévérant peut amener au même résultat. Au cours d'une expertise légale, dans un cas de tentative d'avortement, elle nous a été livrée par l'inculpée elle-même.

Cumin noir Gingembre sec Poivre cubèbe Sésame	à à P. E.

le tout édulcoré avec du jagre. Un bol gros comme une noix d'areck tous les matins.

Le fruit vert du papayer (carica papaya) trempé dans de l'huile de sésame jouirait d'une propriété analogue.

Quand ces multiples moyens thérapeutiques ont été impuissants à détacher des parois utérines le fruit d'un baiser trop ardent, c'est à la chirurgie, au décollement de l'œuf qu'on a recours. Ici ce n'est pas seulement le fœtus qui succombe ; mais la mère paie de sa vie cette coupable témérité. La matrone indienne qui ne connaît pas plus la gynécologie que le médecin de ce pays, et dont toute la célébrité ne repose que sur le plus ou moins grand nombre d'avortements qu'elle a pratiqués avec succès, c'est-à-dire, en dépistant toujours les limiers de la justice, se sert dans cette circonstance d'une baguette en bambou grosse comme le petit doigt, effilée à une extrémité. Sous prétexte de porter dans la matrice une huile mystérieuse dont seule elle possède la recette, huile en général anodine, elle en enduit la baguette, et l'introduit dans le vagin en se guidant sur son propre doigt, jusqu'à ce qu'elle sente une résistance qu'elle franchit ; c'est l'œuf qui est sensé être traversé. Mais le plus souvent, elle n'a pas le temps de retirer sa baguette meurtrière que la mère succombe à une hémorrhagie considérée comme le commencement du succès de l'opération. Aussi, l'autopsie fait-elle voir en général non seulement la perforation utérine, mais encore l'instrument qui l'a produite.

Quelquefois, après que les drastiques et les emménagogues n'ont pas donné le résultat criminel qu'on y a cherché, avant de recourir à la ressource extrême du décollement de l'œuf, on s'adresse au médecin européen dont on veut exploiter la bonne foi en lui racontant des histoires fantastiques de suppression des règles (1).

---

(1) Formules contre l'aménorrhée.

I. Jus de cynanchum extensum.

(soùdagacaththou), ou de tumeur abdominale (magôdarame). Sans imiter ici le médecin empirique qui s'esquive pour ne point tremper dans la combinaison, c'est au médecin européen à profiter de cette consultation pour encourager dans la mesure du possible la prétendue malade à laisser évoluer cette grossesse, soit en lui conseillant un voyage lointain où elle irait se décharger de son incommode fardeau chez une parente ou amie hospitalière et discrète, soit en se chargeant de déposer dans un hospice ce produit d'un moment d'oubli, en s'engageant de faire en sorte que les voisins ne puissent se douter de l'écart de conduite de cette pauvre victime d'amour. La loi française plus généreuse à ce point de vue que la loi de Manou, y prête, grâce aux articles 346 du code pénal et 56 du code civil, son concours le plus bienveillant. Et, en effet, quel crime a donc commis, ô Kâma, celle dont le cœur a tressailli sous les caresses de ton divin souffle, qui s'est laissée prendre au piège fatal et charmant que tu as dressé pour assurer la reproduction de l'espèce, pour qu'elle soit montrée au doigt par ceux qui la connaissent, maltraitée par ses parents, souvent chassée de la maison où elle est née et acculée au suicide!

Quant aux avortements naturels dont la répétition donne droit au mari, après dix ans de mariage, à une deuxième femme, suivant la loi de Devala, leur traitement est soumis aux mêmes moyens thérapeutiques que la stérilité, et les médecins indiens ne négligent

---

II. { Racine de curculigo orchioïdes * } à à
{ do. squine * } 35 gr. 71.
Pulvériser et délayer dans la décoction de:
{ Graines de collou . . 1 Kgr.
{ Eau . . . . 4 litres.
Faire bouillir jusqu'à réduction des 7/8.
Une dose matin et soir.

III. { Ecorce de cratœva nurvala porphyrisée } à à
{ Son de mil . . . . } P. E.

IV. { Eau qui a servi à laver les semences de sésame — 500 gr.
{ sison ammi . . . . 35 gr. 71.
Macération.

V. { Racine de plumbago zeylanica écrasée — poids d'un citron.
{ Eau. . . . . Q. S. pour une dose.
Décoction — Us. int. — la renouveler pendant 3 jours.

VI. { Jus d'hoya viridifolia } à à
{ Lait de vache . . . } 60 gr.
Us. int. — pour 3 doses.

que trop souvent la part qui en revient à la syphilis du mari ou au paludisme de la femme (1). Voici, en effet, quelques-unes de leurs prescriptions contre de semblables accidents :

Huile de ricin	. . . . .	500 gr.
Lait de vache	. . . . .	à à 250 gr.
Lait d'ânesse	. . . . .	
Oignon blanc épluché	. . .	1.250 gr.
Nigelle	. . . .	7 gr. 15

M. S. A. Cuire à feu doux jusqu'à consistance de la cire. — Us. int. — 8 gr. 92 matin et soir pendant 5 jours au 5e mois de la grossesse. — Régime sans sel ni tamarin pendant la durée du traitement — Régime mixte pendant 5 autres jours. — Recommencer le même traitement le 7e mois.

N. B. Observer le régime dit Itchapatiam jusqu'à la fin de la grossesse.

Autre formule :

Mollugo mudicaulis	à à
Lepidigathis cristata	poids d'un citron

M. S. A. Ecraser, ajouter

Beurre . . . . 970 gr.

Cuire à feu doux jusqu'à consistance sirupeuse.

Us. int. — Une cuillerée à café à partir du 5e mois.

Les avortements dûs au traumatisme ne se rencontrent que dans les basses castes où la brutalité du coolie indien doublée de l'ivresse du callou occasionne souvent des scènes de ménage terribles, et lui fait oublier cette poétique et touchante pensée exprimée par un philosophe hindou : « Ne frappez pas, même avec une fleur, une femme, eût-elle commis cent fautes ; la femme est bien la moitié de l'homme, son plus intime ami ; mère, elle est plus adorable que mille pères, plus adorable que la terre même. »

———o———

(1) D'après une statistique de J. Weatherly, dans l'Inde, la proportion d'avortements par le paludisme et de 46, 670.

CHAPITRE XXII.

Les funérailles dans l'Inde.

Nous tournons aujourd'hui une page de ce vaste roman de la vie humaine où cette dernière s'offre sous un aspect plus hideux que la syphilis, plus terrible que le choléra et plus inexorable qu'une morsure de capel : c'est la mort.

Il est vrai que ceux qui échappent à cette vie terrestre offrent peu d'intérêt au médecin. Mais le rôle de ce dernier est tellement immense, surtout dans cette partie de l'Inde, que nous ne pouvons négliger cette ultime phase de la vie où l'hygiène reprend encore ses droits pour assurer la salubrité publique.

Nous estimons même qu'il est de son devoir de protester au nom de l'humanité contre ces coups de grâce qu'on donne à l'agonisant. Dans le Bengale, il est d'usage qu'on le transporte sur les bords du fleuve sacré, et qu'on lui administre, dans l'intervalle de ses râles, une gorgée d'eau boueuse du Gange. Chez les Brahmes du plateau du Dekkan, il existe une coutume analogue appelée *sarva-prayaschita*; celle-ci consiste à faire avaler au mourant du *pancha-gävia* ou les cinq substances qui proviennent de la vache, c'est-à-dire, le lait, le caillé, le beurre liquéfié, la fiente et l'urine de cet animal, liquide expiatoire par excellence. Dans d'autres castes, comme celle des soudras, par exemple, on a l'habitude de disloquer à l'agonisant les articulations des membres pour lui faire prendre au moment de son dernier soupir, une attitude assise, contemplative, les bras et jambes croisés. Inutile de citer cette autre banalité qui consiste à faire toucher de la main de l'agonisant la queue d'une vache blanche: c'est là une aberration mentale qui a pris pour la réalité, des images allégoriques dont se sont servis les poètes, pour louer la bonté divine.

Une maison mortuaire indienne est loin de ressembler à une chapelle ardente où le recueillement de la famille n'est interrompu que par le bruit des sanglots étouffés. C'est une véritable ménagerie où se fait entendre un épouvantable mugissement, une salle de concert où des lamentos d'amour improvisés, ou plus souvent appris à l'avance, sont modulés sur des tonalités variées, quelquefois par des pleureuses à gages. Les femmes se réunissent entre elles, par petit groupe présidé par une parente du défunt. Assises sur les pieds et se tenant par le cou, elles se balancent d'un mouvement rythmique et psalmodient à l'unisson des mélopées plus ou moins pathétiques qui se traînent et se meurent sur une note aiguë, tout en laissant couler l'une sur l'autre les larmes si faciles à leur sexe, et la sueur si abondante dans ce climat. Des interjections sonores, des apostrophes véhémentes, et souvent des blasphèmes partent de tous les coins. De temps en temps, dans un transport de cette ivresse tragique une voix se détache des autres, stridente et claire dans son désespoir, déchire l'air et rompt la monotonie du spectacle dans un adieu émouvant. Dans l'intervalle de ces vociférations inconnues à la vraie douleur, le bredouillement d'un pourohita célébrant le sacrifice de *l'Ekiam*, jette une note plaintive, tandisque quelques grains de riz répandus dans le feu sacré allumé devant lui, pétillent et craquent un à un, comme pour rappeler la fragilité de la vie humaine. Puis, de nouveau, l'assemblée s'excite peu à peu; des gémissements montent dans un chromatisme insensible, les femmes changent de groupe et se remettent à hurler leur désespoir, et à s'arracher les cheveux dans des postures désolées, abandonnées. Les mœurs brahmaniques exigent même que les plus proches parentes du défunt fassent des sauts périlleux, et, se laissant choir lourdement sur la terre, se roulent dans la poussière, en se frappant la poitrine et se déchirant les seins.

L'excès contraire des mœurs musulmanes n'est qu'une forme de la résignation maintes fois mentionnée et encouragée par le Coran. La vie étant considérée comme un simple prêt fait à l'homme, quand celui-ci meurt, il ne fait que restituer le prêt qui lui a été consenti, et nul n'a le droit de s'en plaindre. Bien souvent cependant cette résignation est plus apparente que réelle, et la douleur conserve toute son amertume sous une forme discrète.

L'Indien, quoique partisan de la métempsycose, croit encore à la résurrection finale de la chair. C'est pour permettre au défunt de paraître pur et sans tache devant l'Eternel, qu'on lave son corps à grande eau, avant de le mettre en terre. Ce véritable bain à l'huile qu'on lui fait prendre a l'immense inconvénient d'exposer l'entourage et les voisins à des dangers de contagion certaine, quand la nature du mal est telle. Il serait à souhaiter qu'on se contentât d'un nettoyage à l'eau de tout le corps.

Dans ces régions, la levée du corps se fait quelques heures après la mort. Cette heureuse coutume où il ne faut pas seulement voir une suppression de gêne pour les gens du quartier, qui, tous, doivent, en signe de deuil, observer la diète jusqu'à l'enterrement, prévient également la putréfaction des cadavres, si rapide dans les pays chauds.

La procession du cadavre, à visage découvert, ne présente guère grand inconvénient, tant qu'il n'y en a aucune déformation hideuse.

Pour éviter les méprises de la léthargie, les Védas prescrivent trois pauses dans cette procession, et à chaque pause, on doit ouvrir la bouche du défunt et y mettre un peu de riz.

Quant au bruyant tam-tam qui précède le convoi funèbre d'un soudra, il importe peu d'en connaître le sens philosophique, et de savoir si on a raison de se réjouir, quand une âme humaine a quitté cette vallée de larmes. Le son aigu et plaintif qu'on tire d'une volute et qu'on traduit par la syllabe Hôm *, non seulement annonce au loin le passage d'un convoi funèbre, mais rappelle à chacun le néant d'où il est sorti et où il rentrera à son tour.

Entre autres cérémonies qui se font sur le bord des tombes, nous ne faisons que signaler celle qui consiste à approcher la bouche successivement de toutes les ouvertures du corps du défunt, y souffler le *mantram* qui lui est propre et verser dessus un peu de beurre liquide. Cette dernière purification que subit le corps d'un homme est réprouvée autant par l'hygiène que par la morale.

L'inhumation des cadavres est admise dans quelques castes, comme les linganistes *, par exemple ; d'autres en sont pour la crémation. Cependant la loi de Manou, à ce sujet ne donne lieu à aucune équivoque ; elle prescrit d'une manière générale « d'enterrer les enfants morts avant l'âge de trois ans, et au-dessus de cet âge, d'incinérer les cadavres ». Au point de vue sanitaire, ce dernier mode de sépulture semble encore le plus rationnel dans ces pays où l'on a si peu de notion de la contagion à distance, de tous ces terribles poisons que distillent insidieusement les putréfactions cadavériques souterraines, et où cette mollesse naturelle du fossoyeur se contente en général d'une tombe peu profonde.

Mais le législateur indien à qui cette dernière considération n'a sans doute pas échappé, a édicté que les tombeaux seront situés loin de la ville, et que l'habitation dans leur voisinage portera malheur. Il n'y a guère qu'à Karikal, ville française, qu'on voit le triste tableau d'une nécropole confondue au milieu des autres habitations et des tombeaux rangés sur le bord des routes, véritable organisation légale de l'empoisonnement des vivants par les morts.

Nous estimons inutile de parler ici de la tour du silence du Nord de l'Inde, et de cette submersion des cadavres dans le fleuve sacré, comme cela se pratique encore sur les rives du Gange, quand on peut arriver à déjouer la vigilance des policemen anglais ; ces mœurs n'ont rien d'analogue dans le sud de l'Inde.

Nous passons également sous silence toutes les cérémonies religieuses qui prennent place dans la maison mortuaire, au cimetière, et longtemps encore après l'inhumation et dans les jours qui suivent.

Ce sont là, encore une fois, d'ingénieuses combinaisons des brahmes qui se font un plaisir d'exploiter la naïve crédulité du peuple indien.

Mais ce que tout médecin peut et doit encourager, c'est ce bain prescrit par les rites brahmaniques, après un enterrement, bain commandé autant par l'hygiène que par la propreté. « Tous ceux qui ont assisté à un enterrement doivent faire une ablution et changer de vêtement, avant de regagner leur demeure. » Telle est la loi formelle de Manou. Si les étrangers n'y attachent qu'une importance secondaire, c'est que l'Indien s'en fait une obligation ridicule, même quand un parent meurt à cent lieues de chez lui et qu'il en reçoit la nouvelle un mois plus tard.

Le décès d'un membre dans une famille indienne laisse toujours à sa suite un deuil plus ou moins long selon l'importance du défunt. Ainsi, quand c'est un père ou une mère, tous leurs enfants à partir de leur âge de raison sont astreints au jeûne et à l'abstinence, à chaque nouvelle lune. Ils doivent à chaque *tidi* (date anniversaire de la mort) faire des sacrifices au dieu qui a été l'objet d'un culte de prédilection de la part du défunt pendant sa vie, et distribuer, sans parcimonie, des aumônes à tous les brahmes du village.

Heureuse la femme qui meurt avant son mari ! Elle est considérée comme une femme vertueuse, ayant plu aux dieux, digne de figurer dans l'olympe brahmanique, à la droite de la divine épouse de Siva, tandis que son conjoint, après avoir obtenu, des mains de sa chère défunte le bétel d'amour, ne songe qu'à son remariage, avant que, peut-être, le feu destructeur n'ait consumé les restes de sa première moitié.

Mais, quand c'est un mari qui s'en va le premier, les conséquences en sont terribles. La veuve, qui, autrefois, parée comme pour une fête d'amour, suivait sur le bûcher la dépouille du mari, est aujourd'hui soumise à des rigueurs non moins inhumaines. Quelquefois veuve avant d'avoir été femme, elle ne doit plus se peigner, ni se farder. Plus de toilette, ni de bain hygiénique. Elle ne doit faire qu'un repas par jour, comme les pénitents et les *sanniassys* (1), et manger toujours du riz sans sel ni assaisonnement, arrosé de ses larmes. Elle ne doit plus se coucher sur une natte. Une branche verte de cocotier tressée tous les jours de sa propre main est désormais toute sa literie, avec un billot de bois de margousier pour oreiller. Elle ne doit plus revêtir qu'un seul pagne blanc et ne paraître dans aucune société ; elle est en quelque sorte un objet

(1) Lois de Manou : liv. V, slocas 157 — 161.

d'opprobre, et sa présence seule dans une fête ferait craindre quelque malheur. Les brahmes en rasant toute la tête de la veuve, lui enlèvent jusqu'à la velléité d'enfreindre cette règle.

Du côté de Yanaon, les Brahmes ont, il est vrai, supprimé cette dernière iniquité. Mais le deuil auquel est condamnée la femme veuve n'en dure pas moins jusqu'à sa mort, là comme partout ailleurs. Le *sutty* lui-même, infâme calvaire, n'avait rien de plus barbare que cette longue souffrance morale, cette brûlure sans feu dans laquelle se consume aujourd'hui la veuve indienne.

Les mahométans dont les lois canoniques semblent s'être altérées au contact du brahmanisme, ont fini par imiter dans ce pays cette déplorable coutume des Hindous. L'exemple de leur prophète, acceptant la main de la riche Khadidja n'a point empêché un auteur du siècle dernier (1), de déclarer, que « les femmes veuves, en se remariant perdaient leurs droits à la demeure de l'Eternité et couvraient « d'opprobre leur famille sur cette terre. »

Cependant, cette interdiction aux veuves de convoler en secondes noces qui est un des préjugés le plus profondément enracinés dans l'esprit des Hindous, n'a jamais été prononcée formellement par les législateurs. Les jurisconsultes *Narada* et *Devala* font même mention de fils de femmes deux fois mariées. Dans le *Ramayana* et le *Mahabharata*, épopées héroïques qui marquent le plein développement du génie brahmanique, « on trouve de nombreux exemples de « mariages contractés par des veuves. *Dayamanti*, femme de Nâla, « cherche à prendre un second mari ; les veuves de Bâli et de Rava- « na épousent les frères cadets de leurs époux ; Vyasa se marie avec « les veuves de Trichitabrija » (2).

A l'heure actuelle où la contagion de l'exemple de l'Europe chrétienne envahit ce pays, le remariage des veuves est une question palpitante d'intérêt. Une association d'âmes généreuses mène en sa faveur, au Nord de l'Inde, une campagne qui gagne toujours du terrain. Que ne puissent les médecins prêter leur faible concours à cette œuvre philantropique, en faisant ressortir dans les familles les dangers d'un célibat forcé ! Quel service immense ne rendraient-ils pas à la société, en évitant par ce moyen, tant d'avortements secrets, tant d'infanticides ignorés, tant de suicides forcés !

———o———

(1) Alfsos : Araïsch-i-Mahfil.
(2) Esquer : Op. cit.

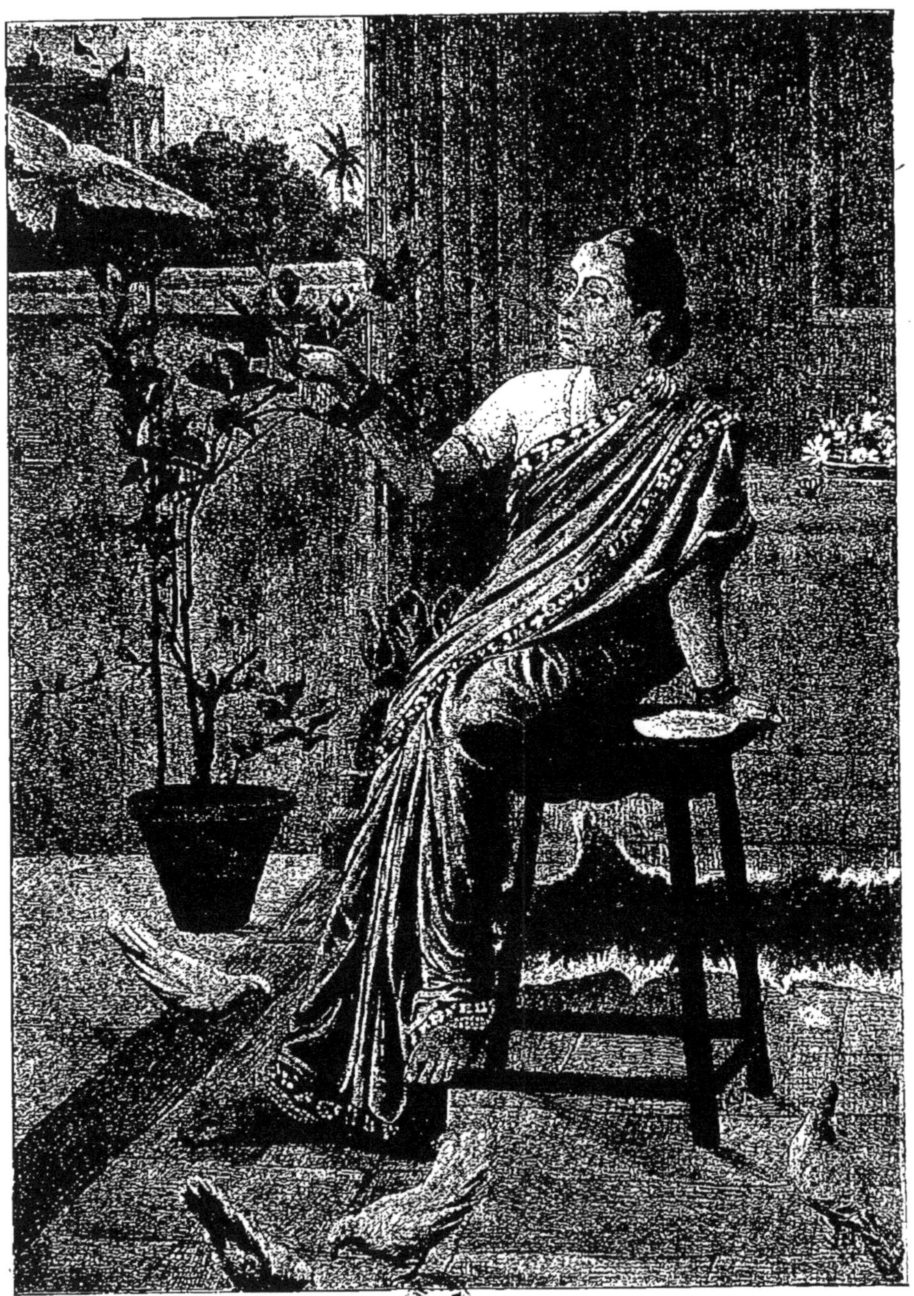

Une femme hindoue.

CONCLUSION

LA CIVILISATION DANS L'INDE

« L'élan est donné, l'Inde marche et ne « s'arrêtera plus » (Esquer)

Dans ce coup d'œil un peu superficiel peut-être que nous venons de jeter sur les mœurs de l'Inde, qui pouvaient offrir quelque intérêt au médecin, nous n'avons eu en vue que la famille du prolétaire. Non seulement le médecin du pauvre est le plus intéressant, mais encore ; c'est le pauvre qui paie le plus large tribut aux maladies, à cause de sa misère et de l'inobservance absolue des règles de l'hygiène: c'est le deshérité de la fortune qui reste le plus attaché au joug du fanatisme et des superstitions, qui subit le plus la tyrannie de la religion et de la caste.

L'œuvre éminemment francaise de la Renonciation (1) dont le but primitif était d'affranchir les Hindous de cet esclavage inconscient au mamoul, de briser les fers de leurs préjugés séculaires, a dégénéré depuis la mort de son glorieux apôtre, et n'est aujourd'hui qu'une arme politique entre des mains ambitieuses. Cependant l'essor donné par l'illustre La Porte, n'a pas été sans produire une heureuse révolution dans les mœurs de l'Inde. Les idées d'égalité et de fraternité prêchées par ce Moïse des Indiens ont germé dans ce sol jonché de légendaires traditions de privilèges et de hiérarchie. Une sève nouvelle, partie de la caste méprisée et honnie du soudra, a fécondé tous les rangs de la société ; elle est montée jusqu'à la tyrannique et divine aristocratie brahmine, et a régénéré les esprits ; et nous pouvons dire que le soleil du progrès brille aujourd'hui avec plus d'éclat que jamais de l'Hymalaya au Cap Comorin.

Dans les classes aisées en effet, dans ces milieux que la fortune met à l'abri de toute persécution et de toute critique, la civilisation commence déjà à porter ses fruits, et avec l'instruction, à pénétré dans leur demeure le culte du bon sens et du raisonnement. Née sur les bancs de l'école, la noblesse de l'intelligence s'est substituée à celle de la naissance ; l'homme a recouvré sa dignité ; la femme, de servante qu'elle était, est devenue la compagne du mari, et le concubinage légal un objet de réprobation.

La religion brahmanique elle-même vieillie et décrépite, à laquelle déjà le *Brahma-Sabah* (2) avait porté un coup irréparable

---

(1) Renonciation au statut personnel (Décret du 21 Septembre 1881).

(2) Religion nouvelle prêchée par Ram - Mohun - Roy au Nord de l'Inde en 1828.

avec son théisme mitigé, a subi la loi fatale de la transformation. Sous l'influence du temps et du milieu, elle a introduit des réformes dans ses institutions sociales et jusque dans ses dogmes les plus sacrés. Plus de sacrifices humains; plus de victimes se faisant écraser sous le char de Dourga et de Kâli; le remariage des veuves n'est plus considéré comme un sacrilège; le contact du pariah (1) ne passe plus pour une souillure ineffaçable; l'ingestion d'aliments défendus n'entraîne plus la destitution de caste.

Mais nous n'ajouterons rien non plus que chacun ne sache, en disant qu'au catholicisme revient la plus grande part de cette œuvre humanitaire dans ces régions, et le changement opéré par le baptême est même si grand, qu'il y a des familles indiennes où l'on ne trouve aucune trace des préjugés des ancêtres. Les Anglais qui entretiennent cet esprit de caste dans l'Inde avec un soin jaloux, conformément à cette maxime du compère de Tristan « diviser pour régner », en ont presque fait une nouvelle caste et les désignent sous la dénomination de « Roman Catholic (2). »

Il n'est qu'une seule classe de la population qui a résisté à cette heureuse influence du christianisme, c'est la classe musulmane. « De mémoire d'homme, dit le Dr Godineau, il n'y a point eu dans ce « comptoir (nous pouvons ajouter dans toute l'Inde) une seule con- « version de l'islamisme à la religion catholique. » C'est aussi ce seul musulman (3), plus réfractaire que l'Hindou aux innovations, qui est resté aussi immuable que sa foi au milieu de tant de changements, et qui n'entend point ou plutôt ne veut point entendre cette voix du progrès qui résonne à tous les échos, dans ce Kaliyouga: En avant!

FIN

(1) Selon les védas, la souillure occasionnée par un pariah s'étend sur un rayon de 20 mètres autour de lui.

(2) Il y a environ 2 millions de catholiques dans l'Inde.

(3) Il y a environ 22 millions de musulmans dans l'Inde.

LEXIQUE.

(*Les propriétés des médicaments* sont celles reconnues dans l'Inde).

A

Achante, Semmouly, Barleria ciliata, diurétique.

Achit, Perandé, Cissus quandrangularis, détersif.

Acore odorant, Vassambou, Acorus calamus, stomachique.

Ady, 4e mois du calendrier indien correspondant au mois français Juillet-Août.

Achyranthes aspera, Naïourouvi, Feuilles et graines, astringentes. Les sommités fleuries sont employées dans le traitement de la rage.

Aerva monsonia, Varapoulacédy, diurétique.

Agatti, Coronilla grandiflora, Antidote de la Nicotine.

Aloès, Kattagé, Aloe socotrina, rafraichissant.

Amarante, Sirouhirey, Amarantus campestris, diurétique.

Amphiprion, Pannikendé, Amphiprion bifasciatus, poisson de mer, venteux et indigeste.

Amavasey, Nouvelle lune.

Any, 3e mois du calendrier indien correspondant au mois français Juin-Juillet.

Aralé Kaï, Cadoukaï, Terminalia chebula, astringent.

Arapou, Acacia tomentosa. Les feuilles sèches pulvérisées, délayées en pâte épaisse dans l'eau sont utilisées en guise de savon.

Aratty, Cérémonie religieuse qui consiste à promener l'eau lustrale sur la tête de la personne que l'on veut désensorceler. Cette cérémonie ne peut être faite que par les femmes mariées.

Arrack, Liqueur alcoolique à 60° produite de la distillation du callou ; succédané du rhum.

Arbre de bel, Vilvamarame, Aegle marmelos, Antidiarrhéique.

Areck, Pâkou, Arecha cathecu, Acre et styptique.

Asclepias acida, Sindhircody, Vomitif. « On donne cette racine à la dose de 15 à 20 grains aux personnes mordues par le serpent capel, et on répète cette dose par 3 fois de 20 en 20 minutes ». (Desaint).

Asterachanta longifolia, Nirmoulli, Diurétique, stimulant.

Avany, 5e mois du calendrier indien correspondant au mois français Août-Septembre.

Asclépias volubilis, *Kôdhi pâlhé*, Emétique.

Aypacy, 7e mois du calendrier indien correspondant au mois français Octobre-Novembre.

Ayulvêda, Celui des quatre vèdas qui traitent exclusivement de l'hygiène et de la médecine.

B

Bagavadame, Ouvrage attribué à Vêda Viassar, auteur des 18 Pouranames.

Bassie, *Iloupémaram*, Bassia longifolia. Les amandes contiennent de l'huile. Le résidu des amandes sert de savon. Racine, émolliente et astringente. Fleurs, diurétiques.

Banian, *Alamaram*, Urostigma bengalense, astringent.

Baselle ou pourpier grimpant, *Pasalaï*, Purtulacca quadrifida, diurétique.

Basilic, *Toulacy*, Acimum sanctum, succédané du thé.

Bryone, *côvaï*, Bryonia grandis, laxatif.

Bœrhavia diffusa, *moukkarathéver*, laxatif.

C

Callou, Liqueur aigre-douce tirée des fleurs du cocotier ou du palmier, avant l'épanouissement de la spathe florale.

Camelia sauvage, *nandiavattam*, Taberna montana crispa, fébrifuge, détersif.

Cannelle, *lavoungapattei*, Cinnamum zeylanicum, condiment aromatique, stomachique.

Cardamome, *Elam*, Elettaria cardamum, Stimulant.

Cartigay, 8e mois du calendrier indien correspondant au mois français Novembre-Décembre.

Cassie pourpre, *avâran cêdy*, Cassia auriculata, Antisyphilitique, écorce, astringente, semence, détersive.

Chouvady, *souvady*, Feuilles de palmier sur lesquelles les Indiens écrivent avec un poinçon de fer ; collection de ces feuilles formant ouvrage.

Coriandre, *Cottamaly*, Coriandrum sativum, condiment aromatique, rafraîchissant.

Costus arabicus, *Kochetame*, Stomachique.

Cratœva nurvala, *Mâvoulingamaram*, Stomachique.

Croix de chevalier, *Nérindji*, Tribulus langinosus, astringent.

Curcuma, *mandjal*, Curcuma longa, diurétique, condiment aromatique.

Curculigo orchioïdes, *Nelapanay*, Emollient.

Cynanchum extensum, *Véliparoutti*, Vermifuge.

Cyperus juncifolius, *Côreikijangou*, Diaphorétique et diurétique.

Cotonnier, *Parittícédy*, gossypium arboreum, Emulsion des graines, considérée comme antidote de l'opium et des narcotiques, en général ; décoction de la racine, émolliente et diurétique.

D

Datura, *Karououmatteï*, Datura fastuosa, narcotique, antirabique.

Dévala, Un des législateurs indiens qui ont succédé à Manou et ont continué son œuvre dans le Kaliyouga ; fils de Vis Wamitra et grand'père de Panini, le célèbre grammairien ; suivant d'autres autorités, Dévala est le petit-fils de Pacaba. (Orianne)

Dévadâssi, Sorte de vestale indienne, moins la chasteté.

Diospyros glutinifera, *toumbé*, Astringent.

Dôchame, Mal résultant d'une influence occulte pernicieuse ; se traduit généralement par des troubles gastro-intestinaux.

F

Feuilles à carri, *Karouvapillay*, Bergera Kœnigu, aromatique, stimulant.

Fenugrec, *Vendaïame*, Trigonella fœnum grœcum, stomachique, antiherpétique.

Figuier de pagode, *arassamaram*, Urostigma religiosum, arbre sacré pour les Vichenouvistes, écorce, tonique, fébrifuge.

Figuier du pays, *Attimaiam*, Ficus racemosa, astringent.

Ficus temenlosa, *Callati*, Détersif, astringent.

G

Galanga mineur, *sittaraté*, Alpinia nutans, fébrifuge.

Gingembre sec, *Souccou*, Zingiber officinale, stomachique ; son jus est souvent employé comme adjuvant ou correctif de certains médicaments.

Girofle, Krambou, Carophyllus aromaticus, stomachique.

Gmelina asiatica, nélécoumoulin, Altérant.

Grenadier, mâdalamaram, Punica granatum, Astringent.

Grahasta, L'existence sociale d'un brahme se divise en 4 périodes : 1° celle qui est comprise entre l'Oubanayaname et le mariage et pendant laquelle il est désigné sous le nom de *Brahmatchary ;* 2° celle de l'état du mariage où il est appelé *grahasta ;* 3° celle où renonçant aux plaisirs de ce monde, il se retire dans les forêts avec sa femme : on lui donne alors le nom de *vanaprasta ;* celle enfin de *sanniassy* ou pénitent *(Dubois).*

Ganessah, Fils de Siva, dieu de la sagesse.

H

Hégadassi, Siva un jour, pour conjurer le malheur qui menaçait les dieux, absorba un poison qui apparut dans la mer de lait. Quoiqu'il n'en ressentît aucun mal, il simula une syncope, afin d'avoir le plaisir d'être soigné par Parvadi, son épouse. Les dieux, ignorants ce divin subterfuge de leur confrère, passèrent un jour et une nuit en prières et obtinrent la guérison de Siva. L'hégadassi est la veillée religieuse en mémoire de cet évènement.

Hémidesmus, Nannari, Dépuratif, diurétique.

Homam, Sacrifice au feu en l'honneur des neuf planètes ; il consiste à jeter sur le feu quelques grains de riz arrosés de beurre liquide, en récitant des *mantrams.*

Hoya viridifolia, couroundjacody, Emétique.

Heure néfaste, Ragoucâlame : Lundi de 7h 1/2 du matin à 9h
Mardi de 3h du soir à 4h 1/2.
Mercredi de midi à 1h 1/2.
Jeudi de 1h 1/2 à 3h du soir.
Vendredi de 10h 1/2 du matin à midi.
Samedi de 9h du matin à 10h 1/2.
Dimanche de 4h 1/2 du soir à 6h.

La croyance des Indiens au ragoucalam est universellement répandue.

Herbe Hirondelle blanche, Vellé éroucanecédy, Calatropis alba, émétique

Hôm, Monosyllabe sacré qui rappelle, disent les auteurs indiens, le bruit qui remplissait le chaos, le néant d'où est sorti le monde. Aussi, la lettre ௐ est-elle pour eux le symbole de l'infini.

I

Indigotier, Avouri, Indigofera assil, nervin.

Indigofera aspalathoïdes, Sivandrvèmbou, Détersif.

J

Jalap, sivatéver, Convolvulus jalapa, drastique.

K

Kaliyouga, Le quatrième et dernier des 4 âges (Youga) de la chronologie hindoue, auquel le code de Manou donne le chiffre fabuleux de 864,000 années humaines. Il a commencé 3101 ans avant J.-C.

Karmame, Colère divine, expiation des péchés.

Kailache, Paradis des brahmaniques spécial pour les sectaires de Siva, de même que le Veikonta est réservé à ceux de Vichenou, et le Sattia-loca est le paradis de Brahma.

Karmukandame, Chapitre de la philosophie indienne où l'on traite la morale.

Krischna, Nom que prit Vichenou lors de sa neuvième incarnation.

Krânâme, Eclipse de soleil ou de lune.

L

Latchoumie, Femme de Vichenou, déesse de la prospérité domestique.

Lépidigathis-cristata, Karappanepoündou, diurétique.

Lavande, Carpouravalli, Anichosilus carnosum, béchique.

Liane à réglisse, Coundoumanycédy, Abrus precatorius, racine, béchique, feuilles, émollientes, graines, poison violent; sert de poids dans la mesure indoue et vaut 111 milligrammes.

Lucas aspera, Toumbécédy, plante regardée comme antidote de la morsure des serpents; suc des feuilles préconisé contre les affections de la peau. (Achart)

Linganiste, Dévot de Siva, mot dérivé de lingam ou yonilingam.

M

Macoua, non générique porté par les pêcheurs et bateliers, du tamoul (*moukkouver,* plongeur). (Esquer)

Macy, 11e mois du calendrier indien correspondant aux mois français Février-Mars.

Magâny, Mesure de capacité qui vaut 60 grammes pour l'huile et 125 grs. pour les matières sèches. (Henry)

Mâmoul, Coutume qui a force de loi.

Manou, ou Manou swayambhouva, issu de l'être existant par lui-même, le premier des sept Manous ou personnages divins qui ont successivement gouverné le monde. (Esquer). Son code qu'on fait remonter au XIIe siècle avant J.-C. est à la fois religieux, pénal et civil; il a force de loi devant les tribunaux de l'Inde. Dans les Etablissements français, il n'est entièrement appliqué qu'aux Hindous brahmaniques qui n'ont pas renoncé à leur statut personnel.

Manguier, *Mâmaram*, mangifera indica, fruit, échauffant, amande, astringente, infusion des feuilles tendres employée contre les affections bilieuses.

Mantègue, *néi*, beurre fondu sur le feu, avec quelques feuilles de moronguier trempées dans du petit lait, rafraîchissant.

Mantram, *mandiram*, prière, incantations tirées de l'Adarvavèdame pour jeter le sort sur quelqu'un.

Margagy, 9e mois du calendrier indien correspondant au mois français Décembre-Janvier.

Margousier, *Véppémaram*, Azadirachta indica, parasiticide.

Mirasahib, saint musulman dont le tombeau se trouve dans la célèbre mosquée de Nagour, ville anglaise, située à 11 kilomètres de Karikal.

Mollugo mudicaulis, *parpddagame*, Diurétique.

Monetia barlerioïdes, *sanganecédy*, Diaphorétique, tonique.

Moronguier, *Mourounguémarame*, Hyperanthera moringa. « La racine de cette plante jouit des propriétés du raifort, et peut le remplacer comme révulsif. » (Desaint)

La feuille est laxative et le fruit est un excitant nerveux.

Muscade, *djadikaï*, Myristica moschuta, Fruit du muscadier, Stimulant, tonique.

Musa paradisiaca, *Namarévagé*, Rafraîchissant.

N

Nahmame, Insigne religieux que les brahmaniques portent sur le front. Il diffère selon les sectes.

Nellique, *Kâttou-nelli*, Phyllantus emblica, astringent.

Nénuphar, *Tamaré*, Nelumbium speciosum, diurétique, rafraîchissant.

Niruri, *Kijanelly*, Phyllantus niruri, antidysentérique, diurétique.

O

Oudoukey, Sorte de tambourin sur lequel s'accompagne le poussari en chantant les cantiques en l'honneur des dieux de l'olympe indien.

Oumadéviar, Femme de Siva. Cette déesse, fille de Takane, demanda aux dieux la grâce d'effacer son origine terrestre et l'obtint. Elle apparut alors sur une feuille de nénuphar au dieu des montagnes qui la recueillit, l'éleva et lui accorda le don de la pénitence. C'est dans sa vie ascétique qu'elle fut séduite par Siva déguisé en brahme et devint plus tard son épouse.

P

Pandhidar, Nom donné à tout homme versé dans une science quelconque.

Padhy, Mesure de capacité qui vaut un litre. (Henry).

Palmier, *Panamaram*, Borassus flabelliformis. On en extrait un liquide qui vaut le callou ; la sève du fruit fournit une sorte de sucre brut qui est recommandé dans les affections du foie, la cendre des spadices est employée dans la gastralgie. (Achart).

Paladaye, Biberon, mot qui désigne spécialement le sangou.

Pangouny, 11e mois du calendrier indien correspondant au mois français Mars-Avril.

Pavonia odorata, *Péramouththiver*, Fébrifuge.

Pavonia zeylanica, *Sittdmouththiver*, Fébrifuge.

Phaseolus mungo, *Patchépaïer*, Graine légumineuse qui renferme beaucoup de principes azotés.

Plumbago zeylanica, *Sittiramoulam*, Abortif.

Podame, Préparation chimique qui consiste à transformer les corps composés en corps simples.

Pois à décrasser, *Siakaï*, Acacia rugata, les gousses renferment de la saponine. L'infusion de ces gousses est préconisée contre les accidents d'un purgatif huileux mal rendu.

Poivre long, *Tippili*, Piper longum, antidiarrhéique.

Poivre, *Milagou*, Piper nigrum, stimulant énergique, rafraîchissant.

Pourpier, *Köjikirai*, Cortulaca oleracca, antiscorbutique.

Prattacy, 6e mois du calendrier indien correspondant au mois français Septembre-Octobre

Q

Queniquier, *Ketchékaye*, Guilandina bonduc, racine et semences, fébrifuges.

R

Ruellia strepens, *Krandinayagame*, Emollient.

Rois des amers, *Nilavêmbou*, Fébrifuge, anthelmintique.

S

Sândy, Bain à la fin de la menstruation selon les règles édictées par le législateur; il doit être précédé d'une friction sur tout le corps avec la pâte suivante:

Feuilles de grenadier	à à P. E.
Feuilles de nénuphar	
Turmérique sauvage	
Eau	Q. S.

Sandirakalay, Narine gauche ; heure pendant laquelle la respiration se fait par l'orifice gauche du nez. D'après les auteurs indiens, pendant 12 heures, la respiration se fait par l'orifice droit du nez, pendant 12 autres heures par l'orifice gauche, en s'alternant toutes les 2 heures.

Sakarame, Roue, dessin mystérieux ayant la propriété de conjurer ou attirer le mauvais sort, talisman.

Sakty, Déesse indienne dont la puissance génératrice est très vantée.

Sastra, Encyclopédie officielle, inextricable confusion d'utopies, de systèmes, de rêves sans date, sans chronologie, sans fil conducteur (Esquer). Dans l'Inde, on admet généralement six Sastras qui sont: *Védanthame*, *Vaysédhigame*, *Pâttame*, *Pirabâgarame*, *Pourvamimamesey*, *Outtramimamesey*

Sésame, *Ellou*, Sésamum laciniatum, on retire de ses semences une huile qui rancit difficilement et qui est très employée dans l'art culinaire des Indiens; rafraîchissant.

Sison ammi, *Omam*, Cordial.

Sittiré, 1er mois du calendrier indien correspondant au mois français Avril-Mai.

Sittars, Saints personnages d'un ordre supérieur.

Smiroudi, Nom générique donné aux codes de lois indiennes attribués à 19 auteurs dont Manou est le premier.

Souriakalé, Heure pendant laquelle la respiration se fait par l'orifice droit du nez ; narine droite.

Sphyrène baracude, *Valhèmine*, Poisson de mer.

Sphyrène à deux bandes, *Oullamine*, Sphyrana vulgaris, poisson de mer ; venteux et indigeste.

Squine, *Parhanguipaththé*, Similax china, antisyphilitique.

T

Tayoumane, Nom donné à Siva, en mémoire de l'assistance qu'il prêta à une femme en couches ; une pagode, célèbre lieu de pèlerinage de toutes les mères indiennes, lui est consacré à Trichinopoly, ville anglaise.

Taye, 10e mois du calendrier indien corespondant au mois français Janvier-Février.

Terminalia alata, *Maroudampatté*, Fébrifuge.

Tiriodassi, Veillée religieuse en mémoire de la danse qu'effectua Siva devant Oumadéviar, fille du dieu des montagnes, pendant 3 heures. Cette fête s'appelle également Sivarattri (nuit de Siva) ou encore Piradôchame.

Trianthema obcordatum, *Saranécody*, Laxatif.

Turkolum, *Taccôlam*, Calyptrantes jambolana, fleurs desséchées, rafraîchissantes et sudorifiques.

V

Vaygac , 2e mois du calendrier indien correspondant au mois français Mai-Juin.

Védas, Du radical vid : savoir ; ouvrages renfermant les traditions sacrées de l'Inde. Ils remontent à 1400 ans av. J.-C. et sont au nombre de quatre ; Ayoulvêdame, Arttavêdame, Danourvêdame, Kandarouvêdame.

Y

Yelanir, Liquide légèrement opalin tiré du coco très jeune. L'amande à ce moment est à l'état gélatineux et se mange à la cuiller ; d'un goût fin, cet aliment est très nutritif. (Achart)

Yoni lingame. Marque distinctive des sectaires de Siva ; ils le portent au bras, renfermé dans un petit tube d'argent ou dans une boîte de même métal, qu'ils suspendent à leur cou. Le yoni lingame, objet d'une grande vénération dans l'Inde, représente verenda utriusque sexus in actu copulationis.

TABLE ANALYTIQUE DES MATIÈRES

PREMIÈRE PARTIE

CHAPITRE I.

Introduction-Objet de l'Etude-Division.

CHAPITRE II.

Grossesse.

CHAPITRE III.

Accouchement-Pathologie puerpérale.

CHAPITRE IV.

Fœtus et nouveau-né.

CHAPITRE V.

Petits soins à donner à l'enfant.

CHAPITRE XVI.

La syphilis dans l'Inde.

CHAPITRE XVII.

La variole dans l'Inde.

CHAPITRE XVIII.

Le choléra dans l'Inde.

CHAPITRE XIX.

Morsure des serpents.

CHAPITRE XX.

Différentes Morsures et piqûres venimeuses.

CHAPITRE XXI.

Stérilité féminine, Avortement.

CHAPITRE XXII.

Les funérailles dans l'Inde.

Fin de la table analytique des matières.

www.ingramcontent.com/pod-product-compliance
Ingram Content Group UK Ltd.
Pitfield, Milton Keynes, MK11 3LW, UK
UKHW012207240726
13966UKWH00002B/630